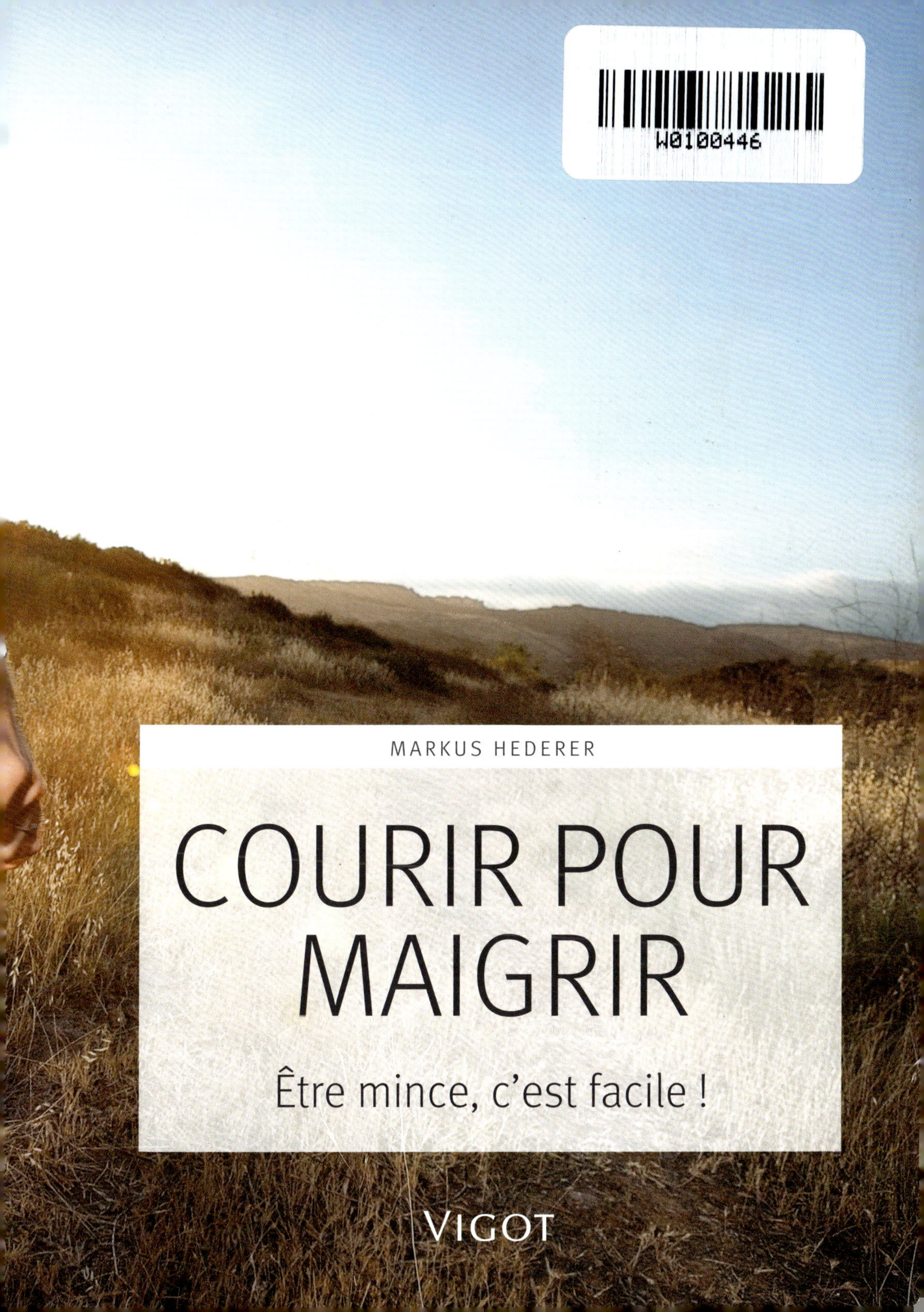

MARKUS HEDERER

COURIR POUR MAIGRIR

Être mince, c'est facile !

VIGOT

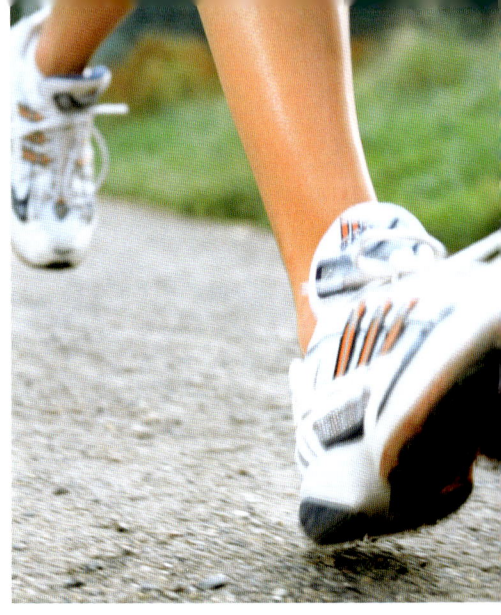

THÉORIE

Avant-propos............................ 5

COUREZ, DEVENEZ MINCE 7

Retrouvez la silhouette de vos 20 ans 8
Pourquoi cette tendance au surpoids ?... 9
La recette : exercice et alimentation
équilibrée 11
De la nourriture aux nutriments 12
Vitamines, minéraux et oligoéléments .. 16
Comment les friandises se mettent-elles
sur les hanches ?..................... 17
Êtes-vous vraiment en surpoids ? 18
Le métabolisme énergétique........... 20

Du mieux à chaque foulée ! 22
Faites tourner la machine à plein
régime................................ 22
Intensité et durée de l'effort 24
Battements de cœur et pouls 27
Quelle est la bonne fréquence cardiaque
à l'effort ?............................. 29
Comment mettre en route le processus . 33
Ce qui fait toute la valeur du jogging ... 35

PRATIQUE

CHAUSSEZ VOS BASKETS 39

Bien courir, maigrir sainement 40
Qu'en est-il de votre endurance ? 40
Mesurer sa fréquence cardiaque 41
La bonne mesure… 42
… Mobilisez-vous !.................. 43
Technique et style de course........... 46
Cadence et respiration 48
Fréquence, durée, moment............ 51
Après la course : étirement et
relâchement 54
… Debout 55
… En position allongée............... 57
Lorsque le cœur n'y est pas........... 59

L'équipement – faites le bon choix 62
Des chaussures de course qui
conviennent 62
La tenue adéquate 64

Programmes pour joggeurs débutants
et confirmés 67
Début progressif : de la marche
à la course 68
Variantes pour joggeurs confirmés 69
Programme pour débutants........... 70
Programme d'approfondissement 71

Sommaire

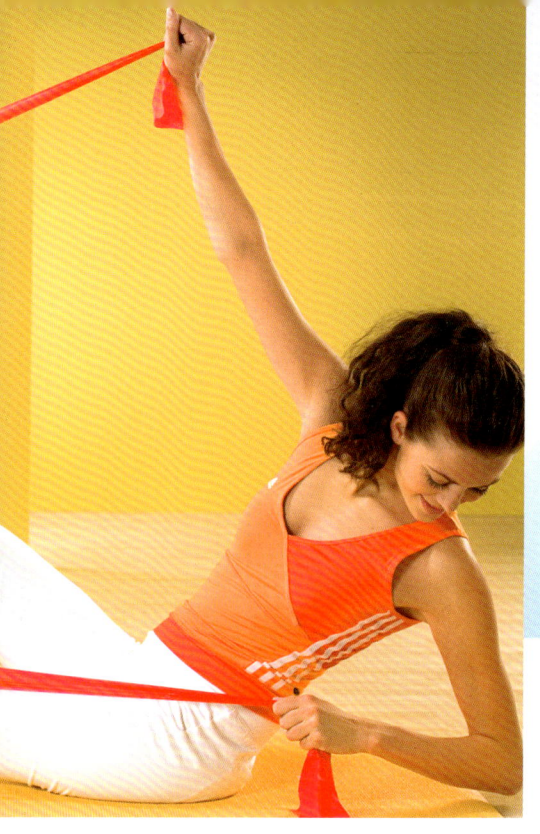

EXERCICES POUR UNE SILHOUETTE IRRÉPROCHABLE 73

Travail musculaire pour un corps mince et ferme 74
Travailler sur deux tableaux 75
Anatomie du muscle 76
Pour un travail musculaire efficace 77

24 exercices dynamiques. 82
Pour un entraînement efficace 82
… Exercices sans matériel 84
… Exercices avec bandes en latex 92

OBJECTIF LIGNE 97

Alimentation minceur 98
Attention aux régimes !. 99
Indice glycémique 100
Le « qui est qui » de l'indice glycémique . 103
Il y a « graisse » et « graisse » 104
Des protéines pour les cellules 105
Un précieux lest. 106
Hydratez-vous ! 106

Programme brûle-graisses éclair 108
10 jours pour retrouver la forme 109

POUR ALLER PLUS LOIN

Bibliographie 122
Adresses utiles 122
Index des recettes 123
Index. 124

L'AUTEUR

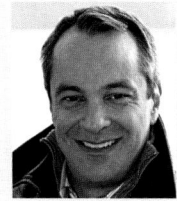

Markus Hederer est chercheur en sciences du sport et auteur de plusieurs ouvrages. Outre la course à pied, à laquelle il s'adonne avec passion, il pratique diverses disciplines, dont le volley, la musculation et le vélo. Le travail d'endurance, dont il étudie depuis plusieurs années les effets sur le corps et le mental, occupe une place de choix dans le programme de préparation physique qu'il a élaboré.

AVANT-PROPOS

« Il faudrait que je perde quelques kilos, mais comment faire ? » C'est simple, courez ! Les dépenses d'énergie que représente l'exercice se répercutent directement sur les zones à problème, car c'est là que les graisses sont brûlées et transformées en muscle. Pour optimiser les bienfaits de votre entraînement, mangez équilibré ! Une bonne alimentation apporte à l'organisme les glucides, les lipides et les protéines dont il a besoin pour fonctionner correctement, ainsi que des vitamines, des minéraux et des oligoéléments en quantité suffisante. Bien combinés, ces nutriments vous permettront de perdre du poids, de rester durablement mince et de conserver sans difficulté la silhouette de vos 20 ans.

Courir et manger équilibré sont les deux éléments indispensables à l'obtention d'un poids idéal. Ce sont comme les rails d'une voie ferrée : s'il en manquait un, vous n'iriez pas loin.

Soigner son apparence physique n'est toutefois pas le seul enjeu du jogging. Le surpoids représente en effet un risque majeur pour la santé, notamment en ce qui concerne le système cardio-vasculaire et le métabolisme. Or courir régulièrement permet d'éviter ces problèmes. Vous vous sentirez mieux dans votre peau et plus détendu, tout en étant plus tonique.

En parallèle, il vous faudra aussi vous occuper de l'un de vos organes les plus importants : votre musculature. Pour brûler beaucoup de graisses, soutenir correctement la charpente osseuse et protéger ligaments, tendons et articulations, les muscles doivent être puissants.

Le but de ce livre est de vous aider à retrouver pleinement votre vitalité. Il vous apprendra tout ce que vous devez savoir sur le jogging en fonction de votre niveau, sur le travail musculaire et sur l'alimentation. C'est le compagnon indispensable pour qui veut atteindre et conserver son poids idéal.

Je vous souhaite beaucoup de plaisir et le plus grand succès dans votre démarche.

Markus Hederer

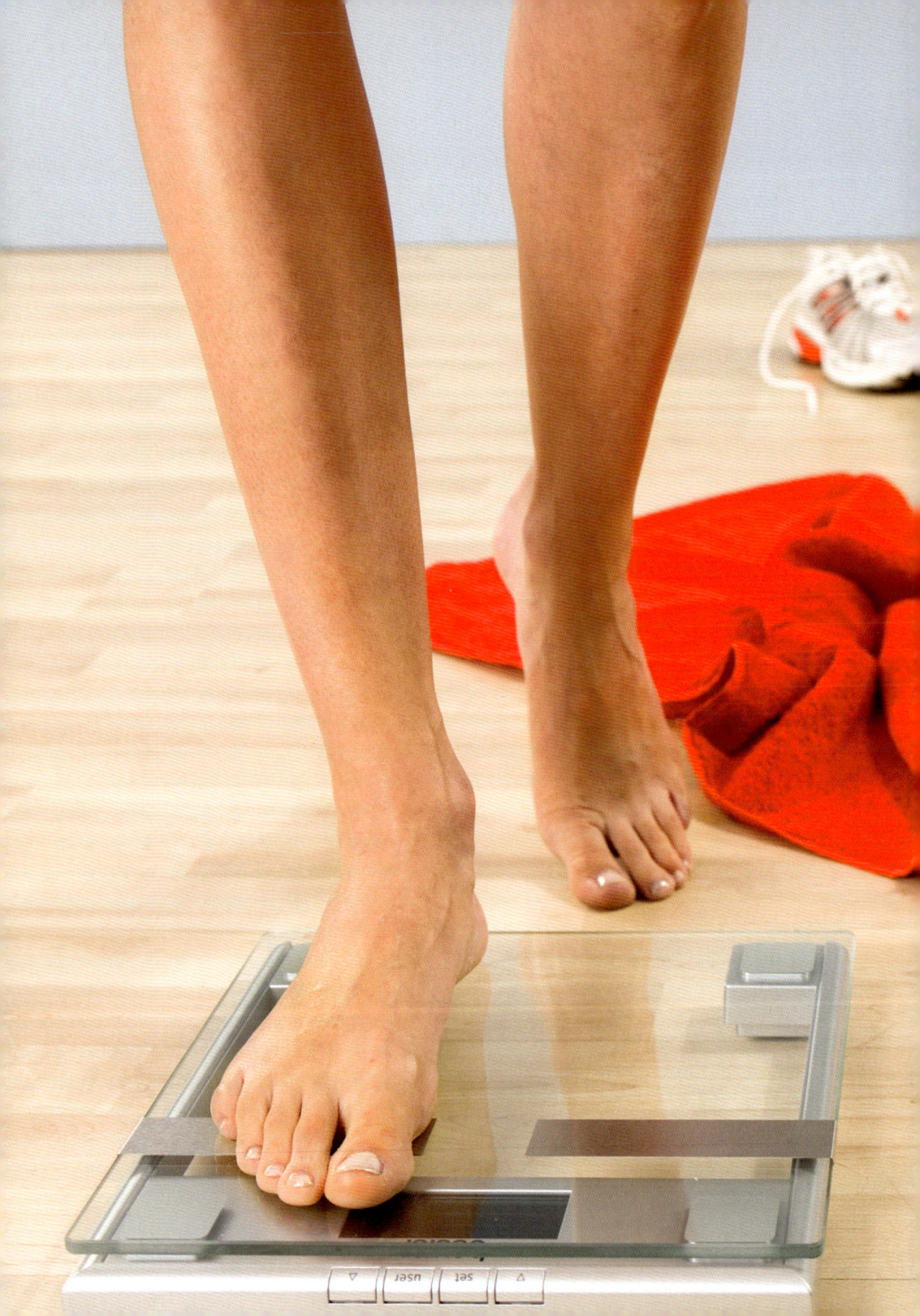

COUREZ, DEVENEZ MINCE

Atteignez votre objectif sans essoufflement, transpiration excessive ni privations. Détendez-vous, laissez les enzymes brûler vos graisses et profitez pleinement de votre regain de vitalité.

Retrouvez la silhouette de vos 20 ans	8
Du mieux à chaque foulée !	22

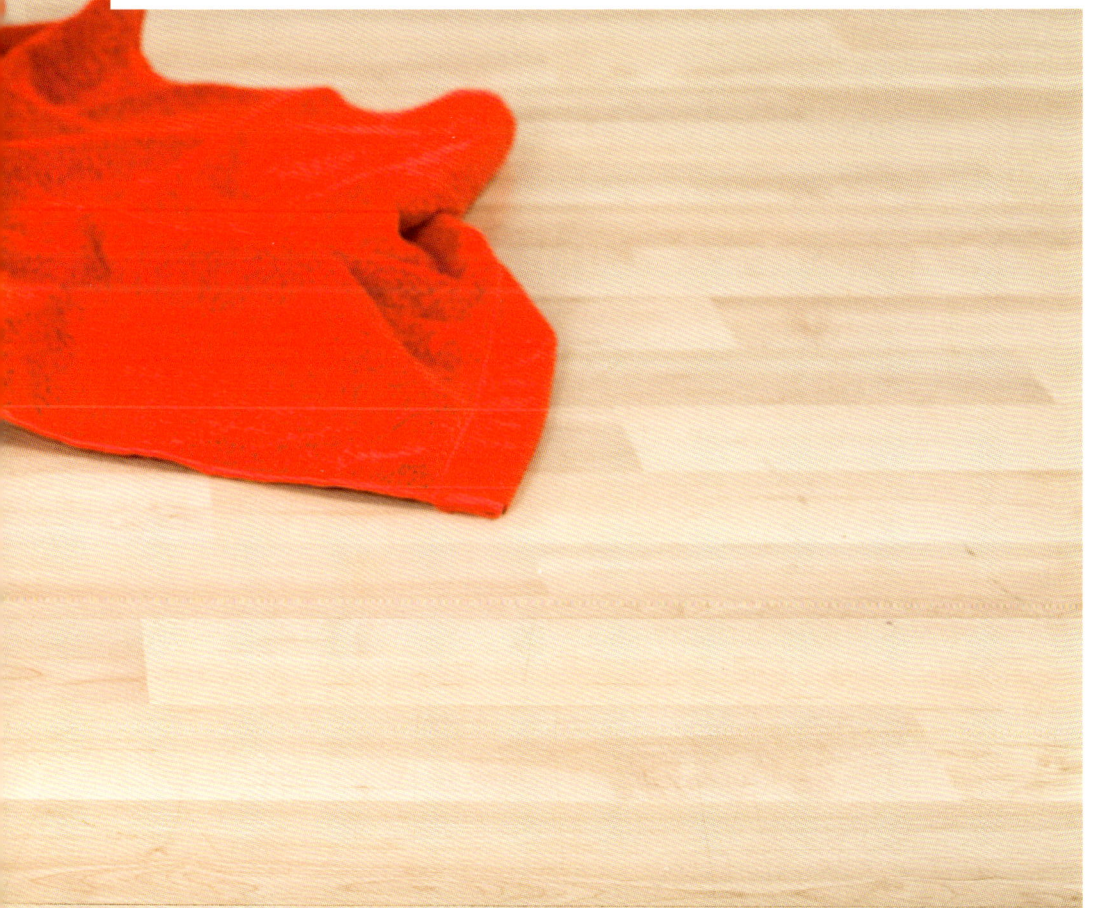

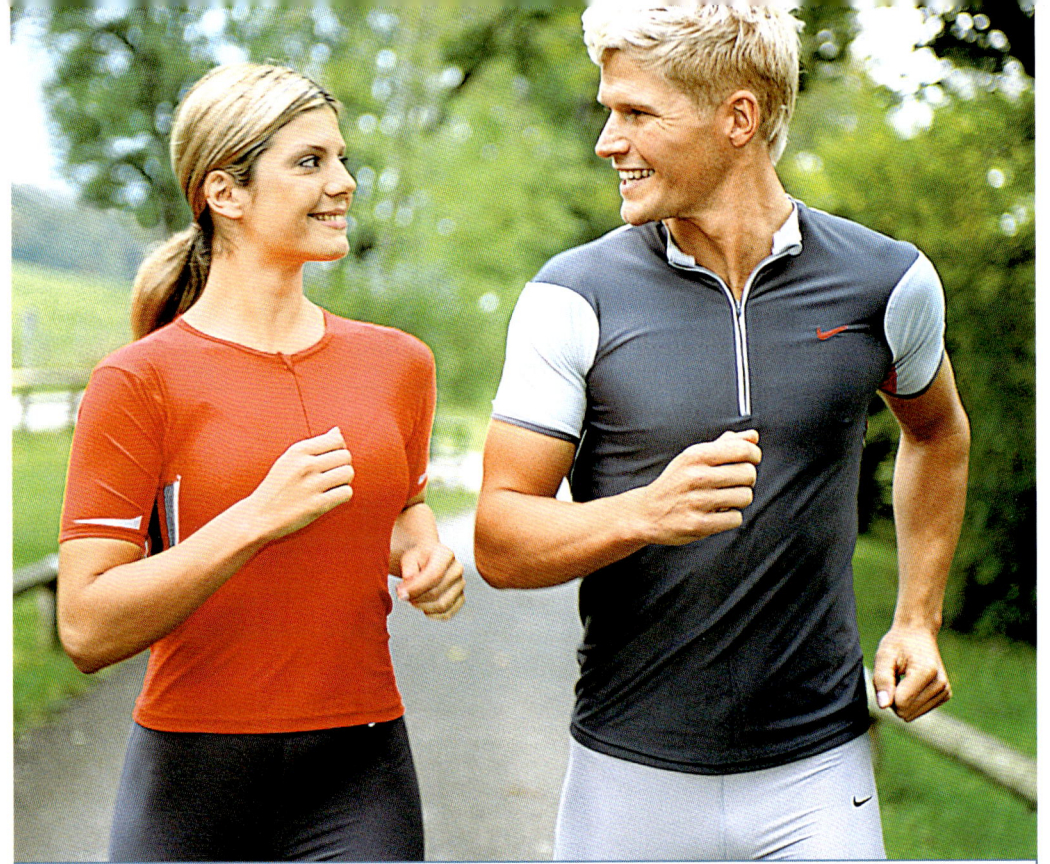

Retrouvez la silhouette de vos 20 ans

« **Autrefois, les gars étaient perchés dans les arbres…** » C'est par ces mots que commence le poème de l'écrivain allemand Erich Kästner, intitulé *Le Développement de l'humanité*. Cela est certainement vrai, mais les « gars » en question ne passaient certainement pas tout leur temps juchés sur les branches à se gratter le ventre. Il fallait bien qu'ils se nourrissent, et pour cela, qu'ils courent après leurs proies. De même, ils prenaient régulièrement leurs jambes à leur cou devant le danger. Lorsque, il y a cent mille ans de cela, l'*Homo sapiens* fit son apparition sur le devant de la scène, son plus grand souci fut d'avoir assez à manger pour pouvoir subsister. Ce n'est qu'après la chasse et la cueillette, une fois repu, qu'il pouvait s'adonner au farniente, soucieux de dépenser le moins possible de cette énergie si chèrement obtenue. Mais dès que la faim se faisait à nouveau sentir, il quittait son repère en quête de nouvelle pitance. Le surpoids était alors chose inconnue.

Pourquoi cette tendance au surpoids ?

Les personnes ayant un poids normal sont aujourd'hui minoritaires dans la plupart des pays d'Europe, et la tendance s'accentue. Environ 65 % des hommes et 50 % des femmes sont en surpoids. Le nombre des enfants et des adolescents touchés par ce phénomène a presque doublé en 20 ans. Or la surcharge pondérale est, avec le tabagisme et le manque d'exercice, l'un des principaux facteurs d'accélération des processus de vieillissement, donc de diminution de la qualité et de l'espérance de vie.

C'est dans les gênes

Nous jouissons aujourd'hui, pour la plupart d'entre nous, du moins dans les pays développés, des acquis de la civilisation moderne. Lorsque nous ne conduisons pas, nous nous laissons conduire et passons beaucoup de temps devant la télévision, de préférence confortablement assis dans un canapé. L'offre en matière de produits alimentaires est considérable, et nous ne choisissons pas toujours ce qu'il y a de meilleur pour notre santé. Pourtant, notre programme génétique n'a pas changé depuis l'origine. Nous sommes faits pour la course, la chasse et la cueillette. En ces temps reculés, l'être humain se nourrissait de la viande d'animaux sauvages qu'il abattait lui-même. Lorsqu'il revenait bredouille de la chasse, les fruits cueillis aux arbres et aux arbustes lui apportaient tous les nutriments nécessaires pour survivre durant les périodes où le gibier se faisait rare.

Stockage des graisses

Le programme génétique humain pourrait se résumer en ces termes : « Mange raisonnablement et ne gaspille pas les calories inutilement ». Aujourd'hui, il a toujours cours. Mais autrefois,

SURPOIDS : ATTENTION, DANGER

Les personnes dont le corps contient trop de graisses courent de grands risques pour leur santé. Elles sont davantage menacées par :
> l'hypertension ;
> les troubles du métabolisme lipidique ;
> les calculs biliaires ;
> les lésions articulaires ;
> la goutte ;
> l'infarctus ;
> la faiblesse myocardique ;
> le cancer ;
> l'apnée du sommeil ;
> les accidents vasculaires cérébraux ;
> le diabète de type II.

RÉSERVE D'ÉNERGIE

Les cellules adipeuses, grâce au génie de la nature, sont une formidable invention qui permet à l'homme et à l'animal de survivre en période de vaches maigres, puisqu'elles constituent une réserve d'énergie disponible à tout moment et se reconstituent automatiquement en période faste. C'est la solution idéale – tant que le rapport entre dépenses et apports énergétiques reste à peu près équilibré.

l'homme devait chasser pour subsister et donc parcourir de grandes distances à pied, généralement en courant, s'il voulait revenir avec quelque chose. De nos jours, nous prenons la voiture pour aller faire nos courses, nous mangeons volontiers au restaurant et n'avons que quelques pas à faire pour atteindre le réfrigérateur. Dans ces conditions, comment pouvons-nous nous conformer à notre programme génétique ? Nos cellules adipeuses sont avides de graisses et, une fois qu'elles les tiennent, ne les rendent pas volontiers. Une grande partie de ce que nous mangeons – charcuterie, sauces, chocolat, etc. – contient beaucoup de lipides. Selon l'Agence allemande pour l'alimentation, nos voisins d'Outre-Rhin consommeraient en moyenne 140 g de graisse par jour, c'est-à-dire deux fois plus qu'il n'en faut.

Un organe s'atrophie

La musculature est notre organe le plus étendu et le seul à être capable de brûler les graisses. Mais cela fait bien longtemps que nous n'en avons plus besoin pour chasser et cueillir. Comme nous ne sommes plus obligés de parcourir des kilomètres à pied pour couvrir nos besoins alimentaires, nos muscles s'atrophient et consomment moins d'énergie. Cela a pour conséquence que les calories que nous ingérons ont tout le loisir de s'installer à

LA COURSE À PIED – POUR BRÛLER LES GRAISSES

> Le jogging est un sport d'endurance. Pendant tout travail d'endurance, le corps brûle plus de graisses qu'à l'accoutumée. Plus on s'entraîne souvent et régulièrement, plus sa capacité de combustion s'accroît.

> Le fait de courir régulièrement régule l'appétit. La combustion accrue du glucose sanguin durant l'effort se traduit par une moindre libération d'insuline, hormone produite par le pancréas pour dégrader les sucres, et donc par une diminution de l'appétit.

> Le corps brûle plus de calories, non seulement au cours de l'effort, mais aussi pendant les 24 heures qui suivent.

demeure dans nos cellules graisseuses, dont le volume peut augmenter jusqu'à 200 fois. Le résultat est visible sur la balance.

Notre modèle : nos ancêtres

Les chasseurs-cueilleurs de la préhistoire avaient à leur menu de la viande cuite d'animaux sauvages, ainsi que des baies et des racines. En d'autres termes, ils bénéficiaient d'un apport en substances vitales bien supérieur au nôtre. Or celles-ci, qui contiennent de la vitamine C, de la vitamine B6, du magnésium et des oligoéléments, sont nécessaires à la combustion des graisses. Malheureusement, les produits alimentaires que nous consommons aujourd'hui en possèdent généralement très peu. Avec la restauration rapide et les plats industriels, les carences sont préprogrammées.

La recette : exercice et alimentation équilibrée

Nos ancêtres étaient obligés de bouger constamment pour survivre. C'est également notre cas, mais dans un sens complètement différent. L'homme moderne brûle quotidiennement beaucoup moins de calories que ses prédécesseurs, mais en ingère toujours autant, voire plus, par l'alimentation courante. Aussi court-il davantage le risque d'être en surpoids. Alors, que faire ?

Ce sont les muscles qui coachent

Si vous voulez vous débarrasser de votre graisse, la brûler, il n'existe qu'une solution en plus d'une alimentation équilibrée : l'exercice physique. Pour cela, vous allez avoir besoin de la force de vos muscles. Aussi est-il impératif de devenir activement sportif et de laisser vos muscles, jusque-là négligés, reprendre les commandes.

Avec ce livre, vous avez opté pour le jogging. Alors sachez que courir sollicite 70 % de la musculature, prioritairement bien sûr au niveau des jambes et des fesses, mais aussi du tronc et des bras. Dans chaque région ainsi mise à contribution, des graisses seront brûlées, et d'autant plus sûrement que vous courrez plus longtemps. Au bout de seulement quelques mois d'entraînement régulier, la combustion tournera à plein régime.

CONSEIL POUR RÉUSSIR

La patience est la mère de toutes les vertus : l'homme étant un être d'habitude, notre organisme a tendance à s'accoutumer à toute situation qui se prolonge au-delà d'un certain temps (généralement entre 3 à 6 mois) et s'efforce de la préserver. On peut donc en tirer parti pour maigrir : laissez à votre corps le temps de s'habituer progressivement à son nouveau poids. Procédez par étapes en maintenant à chaque fois votre « poids intermédiaire » pendant 3 à 6 mois – le « poids cible » étant votre poids d'équilibre, celui qui était le vôtre après la puberté et qui est resté stable pendant environ 2 ans.

Ne mangez pas moins, mais mieux

Les milliards de cellules dont est composé notre corps ont besoin chaque jour d'un apport considérable en « matériaux de construction » de qualité, ainsi que de beaucoup d'énergie. Nos organes ne sont pleinement opérationnels qu'à condition de bénéficier en permanence de tous les nutriments dont ils ont besoin. Dans ce cas, le système immunitaire et le système hormonal fonctionnent parfaitement et il y a une coordination parfaite entre les muscles et les nerfs. Veillez, par une alimentation équilibrée, à préserver votre métabolisme. Donnez à votre corps ce dont il a besoin et évitez le stockage. Nourrissez-vous comme les chasseurs-cueilleurs d'antan : mangez des viandes maigres, des fruits à coque, des graines et, surtout, beaucoup de fruits et légumes ou, pour dire les choses autrement, des protéines à haute valeur nutritionnelle, de bons glucides, des graisses essentielles et des substances vitales en quantité suffisante. Vous trouverez des conseils en matière d'alimentation pages 98 et suivantes.

De la nourriture aux nutriments

Nous dépensons de l'énergie même en dormant, ne serait-ce que pour respirer, régler la température de notre corps et faire fonctionner notre système cardiovasculaire. Les besoins du corps en énergie sont couverts par le métabolisme énergétique, grâce à la combustion de sucres et de graisses. Notre organisme fabrique dix millions de cellules à la seconde, ce qui veut dire que notre corps se régénère toutes les heures. Pour cela, il a surtout besoin de protéines. Mais les glucides, les lipides et les protides ne seraient d'aucune utilité sans les précieux auxiliaires que sont les vitamines, les minéraux et les oligoéléments, à juste titre appelés « substances vitales ».

Glucides : simples ou complexes

Aussi bizarre que cela puisse paraître, il existe des bons et des mauvais glucides. Schéma-

---

IMPORTANT : NE JAMAIS ASSOCIER GRAISSES ET SUCRES

Des études scientifiques ont prouvé qu'à teneur égale en lipides, la consommation d'un produit alimentaire sucré se traduit au final, pour le métabolisme, par un apport de graisses supérieur de 60 % comparé à un produit non sucré. Aussi devez-vous éviter le plus possible les aliments qui associent graisses et sucres ! Si vous êtes pris d'une fringale, oubliez donc le chocolat au lait ou la tarte à la chantilly et rabattez-vous plutôt sur une salade de fruits ou du muesli au yaourt maigre.

tiquement, les glucides sont des molécules de sucre, plus ou moins grosses, que le corps transforme en glucose, substance servant directement à la production d'énergie. On les trouve dans les aliments sous plusieurs formes : la forme simple, composée d'une ou de deux molécules, comme le glucose, le fructose, le maltose ou le saccharose, et la forme complexe, comprenant toute une chaîne moléculaire, comme ceux que l'on trouve dans les pommes de terre, les céréales complètes ou les légumineuses. Qu'est-ce qui fait dès lors la différence entre les bons et les mauvais glucides ? La rapidité d'assimilation et, surtout, l'impact plus ou moins grand de leur ingestion sur le taux de glucose dans le sang. Les sucres simples atteignent très vite la circulation sanguine et font monter la glycémie en flèche, entraînant ainsi une libération importante d'insuline, ce qui provoque à son tour l'envoi des graisses en circulation dans les lieux de stockage. C'est pourquoi on prend très vite du poids lorsqu'on mange beaucoup de sucreries.

La dégradation des glucides complexes est plus lente. Leur pénétration dans le sang a moins d'impact sur la glycémie, qui redescend progressivement. C'est ici que le glucagon entre en jeu. En deçà d'une certaine concentration, cette hormone incite le foie à faire remonter la glycémie en déstockant les graisses et en les transformant en sucre. La graisse corporelle est ainsi éliminée.

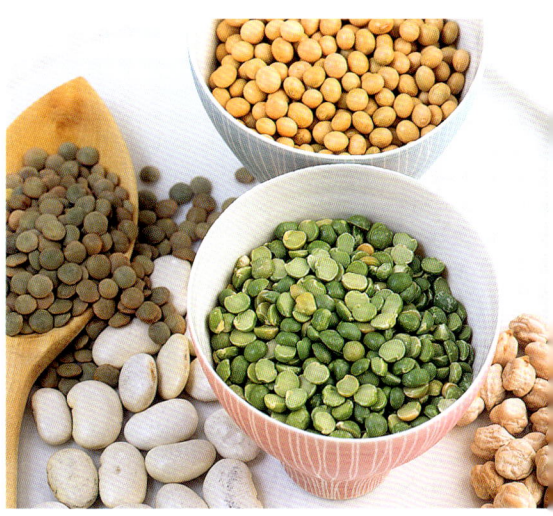

Mangez des lentilles, des petits pois, du soja et autres légumineuses, car ils contiennent des glucides complexes qui se dégradent lentement et n'ont donc pas d'impact sur la ligne. En outre, ces aliments ont l'avantage de rassasier et sont surtout riches en protéines végétales – bonnes non seulement pour les muscles, mais aussi pour l'ensemble des processus métaboliques.

Graisses : saturées et insaturées

Les graisses sont des éléments indispensables à la vie. Sans elles, notre métabolisme ne fonctionnerait pas, nos nerfs resteraient sans réaction, nos organes seraient privés de garniture protectrice et nous serions incapables de lutter contre le froid. Notre peau serait sèche et se fissurerait. Notre organisme ne produirait ni hormones ni sels biliaires, pourtant indispensables à une bonne digestion. Les vitamines A, D, E et K, liposolubles, ne pourraient pas être acheminées vers les différents organes. Le palais trouverait également à y redire, car il apprécie particulièrement les graisses, en raison des saveurs et des parfums qu'elles renferment. Mais comme pour les sucres, on distingue ici bonnes graisses et mauvaises graisses. Les produits laitiers, la viande rouge, la charcuterie, l'huile de coco et de palme, ainsi que les pâtisseries, les biscuits, les cacahuètes et les biscuits apéritifs contiennent des graisses saturées qui font augmenter la concentration de cholestérol dans le sang, se déposent sur la paroi des artères et ne servent pour ainsi dire à rien. Les graisses contenues dans la plupart des huiles végétales ainsi que dans le poisson sont, en revanche, insaturées. Bien qu'elles soient indispensables à la vie, notre organisme ne peut pas les synthétiser et doit donc les trouver dans la nourriture. Elles protègent de l'infarctus, permettent la croissance et favorisent la conductivité des nerfs. Les plus utiles sont

LE « CAMEMBERT » DE LA NUTRITION

La Deutsche Gesellschaft für Ernährung, pendant allemand de l'Institut français pour la nutrition (IFN), publie tous les ans des recommandations sur les apports journaliers en nutriments (vitamines et minéraux) et en calories (glucides, lipides et protéines). Le graphique ci-contre montre la part que doivent normalement occuper les différents types de produits dans notre alimentation. Et il est très important de bien vous hydrater, car c'est également l'une des clés de l'équilibre alimentaire. On recommande en général de boire autant qu'on mange.

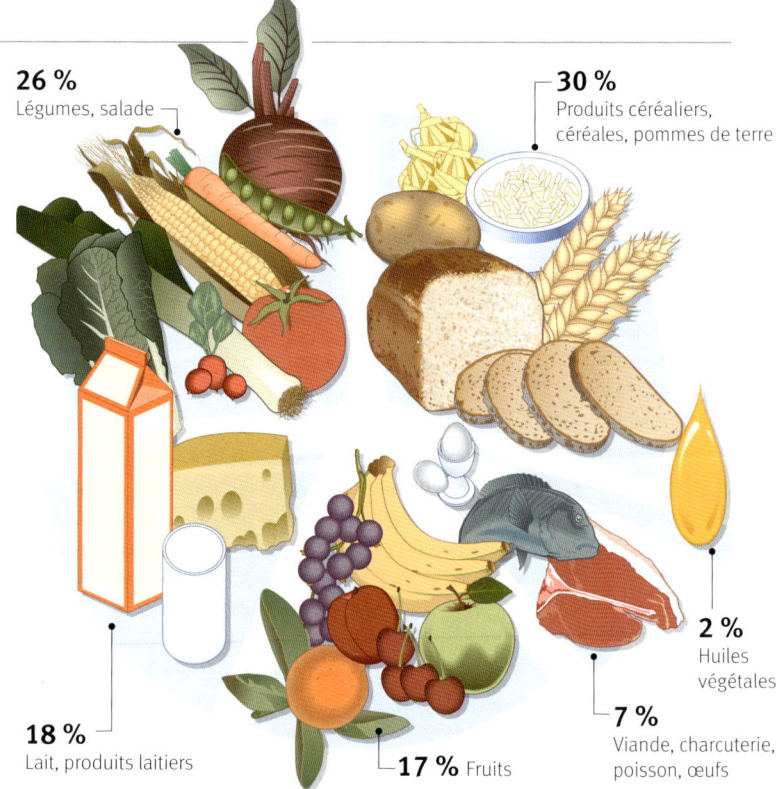

26 % Légumes, salade

30 % Produits céréaliers, céréales, pommes de terre

2 % Huiles végétales

18 % Lait, produits laitiers

17 % Fruits

7 % Viande, charcuterie, poisson, œufs

les graisses dites « mono-insaturées » que l'on trouve dans l'huile d'olive et de colza, car elles régulent la cholestérolémie.

Protéines et acides aminés

La durée de vie d'une cellule cutanée n'est que de deux semaines, délai à l'issue duquel elle est remplacée par une autre grâce au processus de régénération cellulaire. Notre muqueuse gastrique, qui nous permet de digérer, se renouvelle tous les cinq jours. Tous nos organes, muscles, nerfs et cellules tissulaires sont composés de molécules protéiques : les acides aminés, au nombre de 22. Et c'est également à partir de molécules protéiques que l'organisme élabore les substances messagères qui permettent les sentiments, les pensées et les sensations. Sans les enzymes (protéines métaboliques), notre corps ne serait le siège d'aucune réaction. La nourriture ingérée ne pourrait pas être décomposée en nutriments ni, à plus forte raison, les nutriments être transformés en énergie. Notre corps ne synthétise pas lui-même les 22 acides aminés dont il a besoin. Les 8 principaux (dits « essentiels ») doivent lui parvenir par l'alimentation. C'est aussi là que l'on trouve des protéines, non seulement dans les aliments d'origine animale, tels que viande rouge, poisson, volaille, œufs ou lait, mais aussi dans les produits d'origine végétale, tels que riz, maïs, millet, blé ou légumineuses.

Vitamines, minéraux et oligoéléments

Protides, glucides et lipides ne pourraient pas être métabolisés en l'absence des vitamines, minéraux et oligoéléments. Sans les vitamines nécessaires, les protéines ingérées ne pourraient pas être rompues et les acides aminés ne pénétreraient pas dans les cellules. Les substances vitales sont des éléments indispensables du suc gastrique et des enzymes chargés de la rupture protéique. Pour de bons apports protéiques, il faut donc, par exemple, accompagner la viande rouge de salade verte, et manger suffisamment de fruits et de légumes. Les substances vitales sont en outre indispensables au déstockage des graisses et à leur combustion à l'intérieur des cellules musculaires. Elles jouent donc également un rôle important dans la dégradation des lipides.

CONSEIL

Pour couvrir l'ensemble des besoins de l'organisme en protéines, il est conseillé de les puiser dans différents types d'aliments que l'on peut combiner, par exemple poisson et légumineuses, flocons d'avoine et lait, ou blé et œufs. Car les différentes sources de protéines se complètent en termes de valence biologique, chacune ayant sa propre composition d'acides aminés. Autrement dit, un repas comprenant aussi bien des protéines animales que végétales a plus de valeur qu'un simple bifteck.

Vitamines, minéraux et...

Vitamines	Fonctions	Sources
A	Régénération de la peau et des muqueuses, acuité visuelle, défenses immunitaires	Foie de veau, carottes, chou vert, épinards, fenouil, poivron
B1	Métabolisme glucidique, motricité neuromusculaire, régénération du système nerveux	Poulet, blé complet, fruits à coque, graines, pois chiches, haricots mungo
B2	Développement musculaire, production hormonale, métabolisme lipidique et protéique	Poulet, foie, champignons, lait, fruits à coque
B6	Gestion de la formation des protéines, communication entre les cellules nerveuses	Poisson, viande rouge, banane, céréales, chou rouge
B12	Élaboration du sang, division cellulaire, croissance cellulaire	Poulet, huîtres, crabe, maquereau, foie de veau, thon
C	Défenses immunitaires, guérison des plaies, meilleure absorption du fer	Kiwi, agrumes, poivron, brocoli, jus d'argousier
D	Croissance osseuse, métabolisme calcique, muscles et nerfs	Poissons de mer, foie, avocat, champignons
E	Protection contre le cholestérol LDL et les radicaux libres	Huile de germes de blé, scorsonère, graines, pois chiches
K	Coagulation sanguine, guérison des plaies, métabolisme osseux	Chou vert, chou rouge, épinards, fenouil, flocons d'avoine
Acide folique	Protection contre l'infarctus, division cellulaire et formation cellulaire (très importantes durant la grossesse)	Poulet, foie, levure, haricots mungo, légumes-feuilles, fenouil

Sels minéraux	Fonctions	Sources
Calcium	Croissance osseuse et dentaire, transmission aux muscles des influx nerveux	Lait, produits laitiers, basilic, légumineuses, chou vert
Magnésium	Performance physique et intellectuelle, croissance osseuse et dentaire, fonctionnement neuromusculaire	Graines, soja, champignons, cacahuètes, millet
Phosphore	Production d'énergie dans les cellules, vivacité d'esprit, réponse nerveuse, contraction musculaire	Charcuterie, fromage, poisson, viande rouge, œufs
Potassium	Diminution de la tension artérielle, muscles et nerfs, maintien de l'équilibre hydrique	Pommes (jus de pomme), légumes, fruits, fruits à coque, germes de blé
Sodium	Maintien de l'équilibre hydrique, absorption des sucres et des acides aminés par les cellules, stabilité circulatoire	Sel de mer, viande fumée, poisson, charcuterie, fromages type bleu

... oligoéléments

Oligoéléments	Fonctions	Sources
Chrome	Transformation des sucres et des graisses	Thé noir, fromage, cacao, blé complet, maïs
Cuivre	Formation des globules rouges, alimentation des cellules en oxygène	Poisson, coquillages, foie, graines de tournesol, graines de carotte
Fer	Acheminement de l'oxygène jusqu'aux cellules	Foie, viande rouge, poisson, graines, lentilles, jaune d'œuf, légumes verts
Iode	Production des hormones thyroïdiennes, combustion des graisses, vigilance, libido, entrain	Poissons de mer, fromages de montagne, fromages type morbier, truffes, sel de table iodé
Manganèse	Activation des enzymes responsables de la production d'énergie, vigueur et puissance sexuelle	Thé, noisettes, céréales, graines de sésame
Sélénium	Protège les cellules somatiques contre l'oxydation et aide ainsi à prévenir le cancer	Noix de coco, noix du Brésil, cèpes, poisson, foie, soja
Silicium	Élasticité des vaisseaux sanguins, protection contre l'athérosclérose, les accidents vasculaires cérébraux et l'infarctus	Céréales, persil, haricots verts, poireau
Zinc	Production de protéines, renforcement du système immunitaire, guérison des plaies, protection contre l'eczéma	Son de blé, graines, fromages à pâte dure, fruits de mer, foie de porc

Comment les friandises se mettent-elles sur les hanches ?

Comme le dit si bien l'adage, « Une friandise, c'est quelques secondes sur la langue, une heure ou deux dans l'estomac et des années sur les hanches. » Comment cela se fait-il ? D'un point de vue physiologique, c'est assez simple : les triglycérides, grosses molécules lipidiques, sont rompus, dans l'estomac, en acides gras et en glycérine. Ces substances sont acheminées par la lymphe et le sang jusqu'aux cellules de stockage, les adipocytes, situées dans le tissu musculaire, le tissu adipeux et le foie. Ces cellules peuvent, si besoin, augmenter considérablement de volume, mais lorsqu'elles ont atteint leur taille maximale, l'organisme en crée de nouvelles. Pourquoi est-ce ainsi ? Parce que notre programme génétique correspond toujours à celui de nos ancêtres, ayant besoin d'un maximum de réserves en prévision des inévitables périodes de disette. Or à notre époque, cela n'est absolument plus nécessaire, puisque l'approvisionnement en nourriture est assuré en permanence et tout au long de la vie :

> Nous consommons des aliments que notre corps ne peut pas exploiter à bon escient. Le sucre et la farine raffinés sont, par exemple, un danger pour l'équilibre hormonal. La consommation fréquente de mauvais glucides provoque une augmentation constante du taux d'insuline, ce qui a pour conséquence une focalisation du métabolisme lipidique sur le stockage des graisses.
> Nous mangeons beaucoup d'aliments tout prêts n'apportant à l'organisme aucun élément à haute valeur nutritionnelle, notamment les substances vitales, qui jouent un rôle essentiel dans la dégradation des lipides.
> Nous mélangeons sucres et graisses, association néfaste s'il en est, avec pour conséquence une augmentation des stocks graisseux. Prenons l'exemple d'une pâte à tartiner à base de noisettes : pour 100 g, il faut compter 54 g de sucre et au moins 30 g de graisse.
> Nous essayons de maigrir en faisant des régimes. Cela ne marche pas, au contraire : en cas de faim, l'organisme bascule sur le programme d'alerte, commence à brûler du sucre, puis des protéines et ne s'attaque aux rondeurs que lorsqu'il n'y a plus aucune autre solution. Autant dire que, dans ces conditions, aucun régime n'est viable. Les kilos perdus jusque-là sont essentiellement de l'eau. Vient alors inéluctablement la revanche des gènes : enfin de la nourriture ! Résultat : on pèse davantage à l'arrivée qu'au départ. Et on se remet au régime…

Évaluez votre IMC sans calcul. Tracez simplement une ligne entre votre taille et votre poids. Le point d'intersection avec l'échelle du milieu vous l'indique. Toutefois ces valeurs ne s'appliquent qu'aux 25-34 ans et se décalent vers le haut avec l'âge (voir page 19).

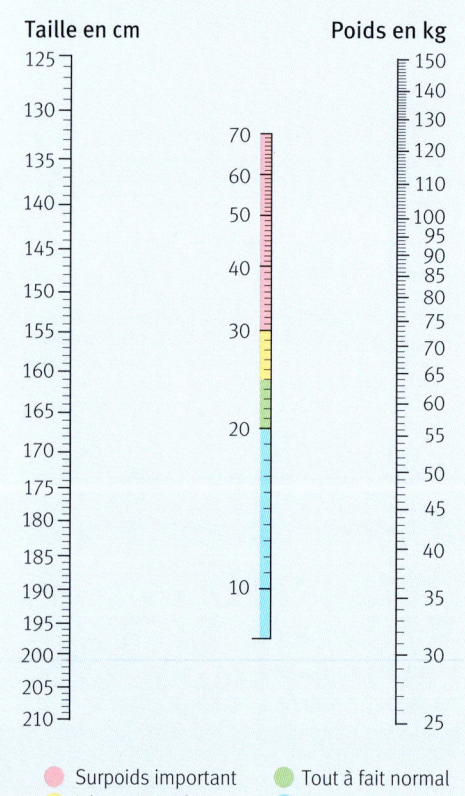

Êtes-vous vraiment en surpoids ?

Poids normal, surpoids et obésité sont des catégories internationalement reconnues par le corps médical. Elles sont fondées sur l'indice de masse corporelle (IMC). Celui-ci correspond au poids en kilogrammes, divisé par la taille en mètre au carré.

$$\text{IMC} = \frac{\text{poids (kg)}}{\text{taille (m}^2\text{)}}$$

Par exemple, si vous pesez 64 kg pour 1,72 m, votre IMC est de : 64 / (1,72 × 1,72) = 21,6.

Rapport taille/hanches

On ne peut pas confondre les pommes et les poires – cela vaut également en ce qui concerne les types morphologiques. La plupart des femmes sont du type « poire » : taille fine, hanches larges et cuisses volumineuses. Le risque cardiovasculaire n'en est pas spécialement majoré pour autant. En revanche, les hommes ont davantage de soucis à se faire, car ils appartiennent généralement au type « pomme ». Ils ont tendance à prendre du gras sur le ventre, et cela est beaucoup plus mauvais pour la santé. Pour savoir vers quel type morphologique on tend, il faut calculer le rapport taille/hanches (RTH) en procédant comme suit :

$$\text{RTH} = \frac{\text{tour de taille}}{\text{tour de hanches}}$$

Le RTH ne doit normalement pas dépasser 0,85 chez la femme et 1 chez l'homme. Si vous êtes au-dessus, voyez si votre IMC n'a pas augmenté et essayez de maigrir un peu. Votre cœur et vos artères vous en seront reconnaissants.

La masse graisseuse du corps

Il est tout à fait possible que, malgré la pratique régulière d'une activité sportive, vous ne constatiez aucun changement, ni sur la balance ni en ce qui concerne votre IMC. C'est probablement que votre masse musculaire a augmenté dans le même temps que votre masse graisseuse a diminué, ce qui est très bien. De fait, les muscles pesant plus lourd que la graisse, le poids et l'IMC ne suffisent pas, à eux seuls, pour juger de l'état du corps.

On peut mesurer exactement le rapport graisse/muscle au moyen d'un impédancemètre. Lorsqu'on se met pieds nus sur le plateau de la balance, un courant électrique très faible parcours le corps,

CE QUE RÉVÈLE VOTRE IMC

> inférieur à 19 : (légère) maigreur ;
> entre 19 et 25 : poids normal ;
> entre 25 et 30 : léger surpoids ;
> plus de 31 : surpoids important (obésité).

Plus l'IMC est élevé, plus le risque d'avoir une maladie cardiovasculaire est grand. En revanche, il est normal qu'en vieillissant, l'indice de masse corporelle augmente un peu. Aussi aura-t-on, pour un poids normal, les valeurs suivantes :

19-24 ans :	19-24 ;
25-34 ans :	20-25 ;
35-44 ans :	21-26 ;
55-64 ans :	23-28 ;
Plus de 64 ans :	24-29.

Les autres valeurs augmentent en conséquence.

Estimation de la masse graisseuse du corps en %

Âge	Hommes			Femmes		
	bien	moyen	mauvais	bien	moyen	mauvais
20–24	14,9	19,0	23,3	22,0	25,0	29,6
25–29	16,5	20,3	24,3	22,1	25,4	29,8
30–34	18,0	21,5	25,2	22,7	26,4	30,5
35–39	19,3	22,6	26,1	24,0	27,7	31,5
40–44	20,5	23,6	26,9	25,6	29,3	32,8
45–49	21,5	24,5	27,6	27,3	30,9	34,1
50–59	22,7	25,6	28,7	29,3	33,1	36,2
Plus de 60	23,2	26,2	29,3	30,7	34,0	37,3

permettant de mesurer la résistance des cellules. Le tissu musculaire, du fait de sa teneur en eau, est meilleur conducteur que le tissu adipeux. De cette manière, l'appareil peut savoir ce qui, dans la masse globale du corps, correspond à la graisse.

Toutefois, les résultats doivent être relativisés ! Puisque c'est la teneur en eau qui est mesurée, et non pas directement la masse musculaire ou la masse graisseuse, un sauna ou une course de fond peuvent modifier la donne. Aussi prendra-t-on soin de toujours se peser dans les mêmes conditions.

Le métabolisme énergétique

ATP, adénosine-triphosphate ou triphosphate d'adénosine, est la substance qui permet l'allumage du métabolisme énergétique. Elle brûle dans les cellules comme une goutte d'essence dans un moteur, et se scinde alors en adénosine-disphosphate (ADP) et molécule de phosphate libre. L'énergie ainsi libérée est utilisée par les fibres musculaires pour se contracter et se relâcher. Elle est indispensable au fonctionnement des muscles et donc, par l'intermédiaire des tendons et des articulations, au mouvement. Sans elle, pas de marche, pas de course, pas de saut. D'un point de vue purement énergétique, le mouvement se résume à la décomposition de l'ATP.

Dégradation et reconstitution

Les cellules musculaires contiennent juste ce qu'il faut de phosphate pour environ dix contractions, c'est-à-dire assez pour quelques secondes. Si le corps n'avait pas la capacité extraordinaire de reformer de l'ATP à partir de l'ADP, ainsi que de la molécule de phosphate libre issue de la dégradation de l'ATP venant d'être utilisé, tout s'arrêterait là. Mais pour fabriquer de l'ATP, il a besoin de l'énergie provenant du métabolisme énergétique dont les combustibles sont les glucides et les lipides. Les glucides nagent dans le sang et sont stockés dans le foie et les muscles sous forme de glycogène. Avant la combustion, ils se scindent en sucre simple (glucose) sous l'action d'enzymes, puis sont acheminés jusqu'aux cellules musculaires dans lesquelles ils pénètrent. La combustion s'effectue à l'intérieur des mitochondries (granules flottant dans le plasma cellulaire).

Les lipides subissent le même sort. Ils nagent également dans le sang et sont stockés partout dans l'organisme. En cas de besoin, celui-ci les décompose en acides gras qui seront acheminés vers les cellules musculaires et brûlés dans les mitochondries. Là où les cellules de stockage sont visibles, on parle de zones à problèmes.

ATP
Pour les biochimistes, l'ATP correspond tout simplement à l'énergie vitale. De toutes les molécules présentes dans notre organisme, c'est en effet la plus énergétique et surtout la plus efficace. Un adulte synthétise et consomme chaque jour environ l'équivalent de son poids en ATP. En cas d'effort intense, le débit peut atteindre 500 g par minute.

Ce que provoquent les deux carburants

Lorsqu'on fait un effort intense, qu'il faut aller très vite ou qu'il est nécessaire de déployer beaucoup de force, le corps ouvre la soupape du réservoir de glycogène, lequel n'a qu'une capacité limitée. S'il n'avait que ses réserves de glycogène, un coureur de fond devrait abandonner au bout d'environ 90 minutes.

Les stocks de graisses constituent une formidable réserve d'énergie qui pourrait suffire à la plupart des marathoniens. Les graisses sont un combustible de longue durée pour les efforts d'intensité faible à moyenne – et la principale source d'énergie pour les coureurs. Si on fait le raisonnement inverse, on en déduit forcément que courir est idéal pour brûler les graisses, donc pour les éliminer.

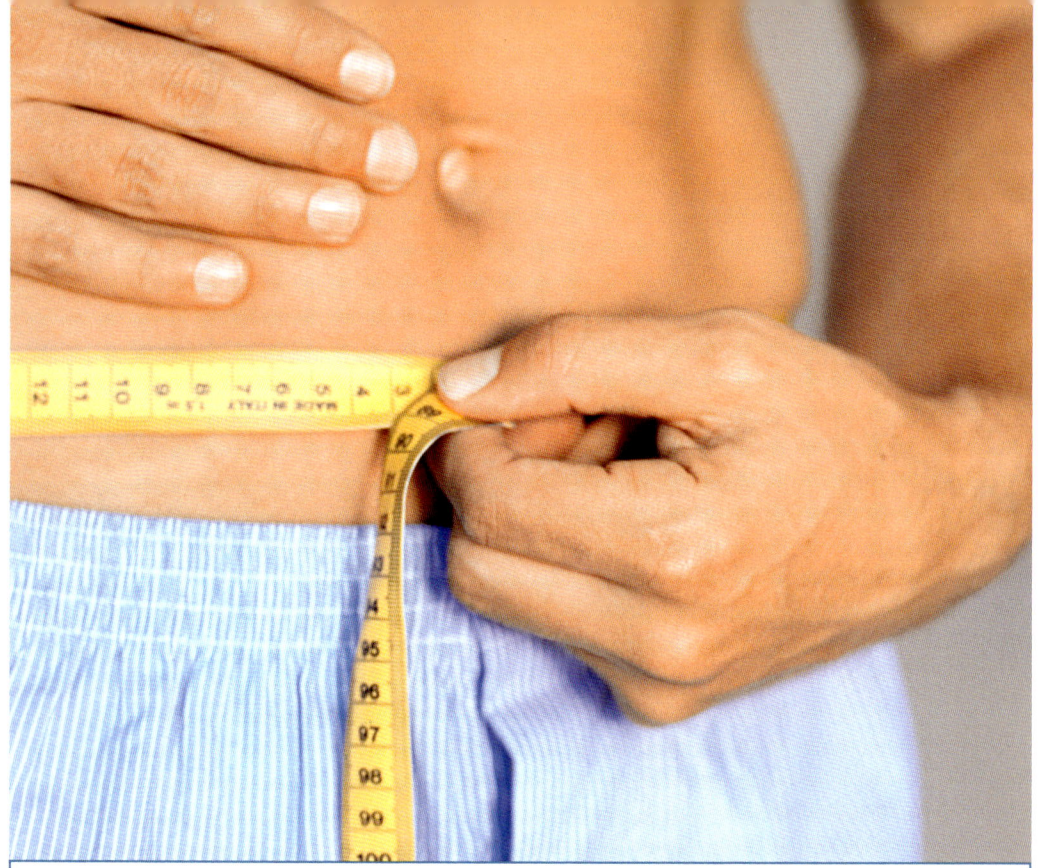

Du mieux à chaque foulée !

Il n'y a qu'un endroit dans tout le corps où les graisses puissent être efficacement brûlées : les muscles. Plus on bouge, plus on brûle de graisses. En courant désormais régulièrement, vous verrez obligatoirement fondre vos rondeurs progressivement !

Faites tourner la machine à plein régime

Notre corps à l'étonnante faculté de s'adapter aux stimulations : il est donc entraînable. Le fait de courir l'incite à produire plus d'enzymes lipolytiques (impliqués dans la dégradation et l'élimination des lipides). La masse musculaire augmente, et plus elle se développe, plus elle brûle de graisses.

> Une pratique régulière du jogging peut entraîner une démultiplication du nombre des mitochondries – petites « centrales thermiques » des cellules. Le débit énergétique augmente considérablement.
> Le métabolisme énergétique s'améliore. Les cellules adipeuses cèdent à l'aspiration s'exerçant de l'extérieur et s'ouvrent aux enzymes. Ceux-ci peuvent ainsi s'attaquer librement aux réserves de graisses.
> Qui plus est, non seulement vous brûlez des graisses pendant la durée de l'effort, mais votre métabolisme est stimulé pour la journée. Même une fois installé dans votre canapé, vous continuez à vous dépenser.

En fait, tout est une question de temps et de régularité, donc de patience ! Si vous n'avez plus fait de sport depuis longtemps, il faut laisser à votre corps le temps de se réhabituer à l'effort. La machine demande à être relancée avant de pouvoir tourner à plein régime. Quelques mois d'entraînement régulier suffisent à l'adapter.

Maigrir à la bonne cadence

Lorsque nous courons, tout notre corps se réveille. Nos muscles « triment » pour que nous avancions. Or le travail musculaire réclame énergie et oxygène qui sont acheminés jusqu'aux cellules par la voie sanguine. Pour augmenter leur apport – et accélérer l'élimination des déchets métaboliques – le cœur bat plus vite et la fréquence respiratoire augmente. Toute cette activité produit beaucoup de chaleur. Lorsque la température du corps atteint un certain seuil, l'organisme met en marche son système de refroidissement : nous transpirons, signe que notre métabolisme travaille beaucoup.

En vous y prenant bien, c'est-à-dire en courant à la bonne vitesse, vous brûlerez ainsi principalement des graisses trouvées dans les stocks, là justement où vous voulez en perdre. Pour que le travail porte à chaque fois ses fruits, il vous faudra chercher à savoir comment votre corps réagit à l'effort. Par rapport au but recherché, ce dernier peut être insuffisant, optimal ou excessif.

CONSEIL

« La fortune nous vient en dormant. » Ce dicton vaut aussi pour la combustion des graisses. Des études réalisées dans divers pays montrent que plus on se couche tard et on dort peu, plus le risque de surpoids augmente. En résumé, plus vous vous coucherez tôt et dormirez tout votre soûl, plus vous aurez de chances de conserver ou retrouver votre poids d'équilibre. Cela tient principalement au taux de cortisol, réglé sur le rythme circadien. En cas de dérèglement de ce côté, la glycémie et l'insulinémie suivent le mouvement.

Intensité et durée de l'effort

En compétition, l'haltérophile pratiquant l'épaulé-jeté soulève son poids maximal en l'espace de quelques secondes. Un sprinter de haut niveau met environ 10 secondes pour parcourir 100 m et court donc à une vitesse moyenne de 10 m/sec. Un excellent coureur du 400 m met environ 45 secondes pour atteindre la ligne d'arrivée, soit une moyenne de 8,9 m/sec. Les très bons coureurs de demi-fond courent 10 km en 27 minutes, soit 6,2 m/sec, et un marathonien de premier ordre s'acquitte des 42,195 km en 2 heures et 10 minutes, soit une moyenne de 5,4 m/sec.

À la lumière de ces exemples, on voit bien quels sont les deux facteurs déterminants en course à pied : la durée de l'effort en secondes, minutes ou heures et son intensité en distance parcourue par unité de temps (ici calculée en mètres par seconde).

Ces chiffres confirment ce dont on se doutait déjà un peu : une forte intensité n'est possible que sur une courte durée. Plus l'effort se prolonge, plus l'intensité baisse. Autrement dit, la vitesse d'un parcours de 100 m est difficilement tenable sur plus de 100 m. Savoir cela est très important pour qui veut courir plusieurs kilomètres.

De l'énergie pour le mouvement

L'intensité et la durée de l'effort déterminent le mode de production de l'énergie nécessaire. Souvenez-vous : le métabolisme énergétique se nourrit, d'une part, du phosphate puisé dans les muscles et, d'autre part, de la combustion des glucides et des lipides. Mais outre cela, l'organisme peut produire de l'énergie en utilisant de l'oxygène (aérobie) ou sans en utiliser (anaérobie).

Avec ou sans oxygène

Le métabolisme lipidique ne peut fonctionner qu'en présence d'oxygène (production énergétique aérobie), c'est-à-dire lorsque l'effort est faible à moyennement intense. À mesure que l'intensité augmente, le métabolisme lipidique perd en

---

Exploitation énergétique...

... lors de la course :

Jusqu'à 10 sec : phosphate puisé dans les réserves musculaires, purement anaérobie.

45 sec à 2 min : glucides, principalement anaérobie.

2 à 8 min : surtout glucides, aérobie/anaérobie.

Jusqu'à une heure : glucides toujours majoritaires, mais combustion croissante de lipides, en fonction de l'état d'entraînement.

Plus d'une heure : plus de lipides, moins de glucides, en fonction de l'état d'entraînement.

importance et finit par ne plus être source d'aucune énergie. Le métabolisme glucidique prend alors le relais et on ne brûle plus que des sucres, car le glucose présente la particularité de pouvoir brûler avec et sans oxygène (production énergétique aérobie et anaérobie). Or il y a deux inconvénients majeurs à fonctionner en régime anaérobie :
> la quantité d'énergie disponible est considérablement moindre ;
> les muscles produisent de l'acide lactique (lactate), ce qui les contraint à arrêter rapidement ou du moins à réduire sensiblement la cadence pour éviter l'acidose.

LE TAUX DE LACTATE AUGMENTE

La concentration de lactate dans le sang se mesure en millimols par litre de sang (mmol/l). Plus l'effort est intense, plus le taux augmente.
> Le taux de lactate au repos est normalement d'environ 1 mmol/l.
> Pour la course d'endurance, la vitesse idéale est celle qui provoque la production de 2 à 3 mmol/l.
> Les taux de lactate étant autour de 4 mmol/l sont caractéristiques de la zone de transition entre aérobie et anaérobie et correspondent donc au seuil anaérobie. La combustion des graisses n'est déjà plus optimale.
> Au-dessus de 4 mmol/l, la plupart des personnes atteignent un seuil critique à partir duquel les muscles, produisant plus de lactate qu'ils n'en éliminent, se fatiguent rapidement. Certaines personnes le tolèrent assez bien, d'autres, beaucoup moins.

Jusqu'à 10 secondes

Pour les efforts brefs et très intenses (jusqu'à 10 secondes), les muscles se servent de l'énergie phosphatique présente dans leurs cellules. Pour cela, pas besoin d'oxygène (anaérobie) et pas de production d'acide lactique (alactacide). Soulever une caisse remplie de bouteilles d'eau ou faire un smash au volley après avoir pris son élan et sauté, voilà le type même d'effort ponctuel que les experts sportifs rangent dans la catégorie « anaérobie alactacide ».

Un tour de piste

Lorsque l'effort dure plus de 10 secondes, le corps commence à brûler des glucides et des lipides. Dans quelles proportions ? Tout dépend de l'intensité. Si celle-ci est maximale, la combustion se fait en anaérobie et seul le glucose est brûlé. L'effort peut se maintenir ainsi pendant environ 45 secondes, puis l'intensité diminue par la force des choses.

> **IMPORTANT**
> Si vous avez plus de 30 ans et que vous n'avez pas fait de sport depuis longtemps, un petit check-up est indispensable avant de vous lancer. Vous devrez notamment subir un électrocardiogramme (ECG) pour vérifier que votre cœur va bien. Si vous consultez un médecin du sport, il pourra en outre mesurer votre lactate sanguin. Le test consiste à prélever plusieurs gouttes de sang sous effort progressif (sur un tapis de course ou un vélo fixe) avec prise de pouls. De cette manière, il peut voir à partir de quelle fréquence cardiaque vous atteignez la valeur de 4 mmol/l, c'est-à-dire le seuil anaérobie.

La concentration d'acide lactique est alors tellement élevée que les muscles ne peuvent plus travailler de manière optimale. Dans ce cas, les spécialistes parlent de production énergétique anaérobie lactacide. Les coureurs du 400 m sont contents d'avoir atteint la ligne d'arrivée, mais ils mettent ensuite du temps à retrouver leur souffle, car ils ont une dette importante d'oxygène. Il leur en faut soudainement beaucoup, afin d'éliminer l'acide lactique produit par les muscles durant l'effort.

Un kilomètre et plus

Plus la distance à parcourir est grande (durée), plus la vitesse (intensité) doit être réduite afin que la production énergétique se fasse en conditions aérobies. Cela est important pour tout effort excédant 2 minutes.

Si, en courant, votre but est de brûler des graisses, il faut y aller doucement, c'est-à-dire ne surtout pas s'essouffler. En procédant ainsi, vous brûlerez des lipides pour 80 % et des glucides pour 20 %, grâce à l'oxygène. Il y aura quand même combustion anaérobie des glucides, mais dans une infime mesure. Si vous augmentez l'intensité, la combustion des lipides diminuera au profit de la combustion, aérobie et anaérobie, des glucides. En accélérant encore la cadence, par exemple dans le but de faire une pointe de vitesse, vous vous priverez de l'oxygène nécessaire au maintien en fonction du métabolisme lipidique. Celui-ci s'interrompra et le métabolisme glucidique prendra le relais, avec une prédominance de la variante anaérobie. Vos muscles produiront beaucoup d'acide lactique – trop ! Vous manquerez rapidement d'oxygène, vos jambes vous paraîtront très lourdes et vous devrez vous arrêter ou réduire sensiblement la cadence.

Battements de cœur et pouls

Au centre de la cavité thoracique se trouve un muscle qui travaille inlassablement et sur lequel il est impossible d'influer directement. Pour dire les choses très schématiquement, le cœur aspire le sang des veines d'un côté et le propulse de l'autre dans les artères, permettant ainsi la circulation sanguine.

Pour le coureur, le nombre de battements de cœur par minute, que l'on désigne par les termes de fréquence cardiaque ou de pouls, est le principal indice d'intensité concernant l'effort en cours et ses effets sur l'organisme. La fréquence cardiaque est d'ailleurs la seule donnée que l'on puisse mesurer n'importe où et assez facilement, afin de connaître le niveau de condition physique. Celui-ci est d'autant meilleur que la fréquence cardiaque au repos (FCR) est basse, que la fréquence cardiaque maximale (FCM) est élevée, et que le nombre de battements de cœur redescend plus vite une fois l'effort terminé.

Comment prendre son pouls

C'est sur le cou et sur le poignet que le pouls, onde de pression se propageant dans les artères, se perçoit le plus facilement au toucher. Placez pour cela l'index et le majeur, soutenu par le pouce et l'annulaire, soit sur le larynx, soit sur le poignet, juste en dessous de la base du pouce. Dans le second cas, exercez une légère pression. Il vous faut aussi une montre qui indique les secondes afin de compter le nombre de battements sur 15 secondes. Multipliez ensuite ce résultat par quatre.

Fréquence cardiaque au repos

Pour le coureur, il y a trois types de pouls à prendre en considération : la fréquence cardiaque au repos (FCR), la fréquence cardiaque maximale (FCM) et la fréquence cardiaque à l'effort (FCE).

La FCR se mesure de préférence le matin au réveil, avant même de se lever. Chez la plupart des personnes, le nombre des pulsations par minute est alors compris entre 60 et 80, ce qui correspond environ à 4 200 battements de cœur par

CONSEIL

Pour faire les choses correctement, procurez-vous un cardiofréquencemètre (voir page 41). Facile d'utilisation, cet appareil donne toujours la fréquence cardiaque exacte.

heure, plus de 100 000 par jour et plus de 36 millions par an. Les sportifs d'endurance ont une FCR beaucoup plus lente, car leur cœur s'est habitué à l'effort physique soutenu. Son volume est supérieur et bat avec davantage de pression. Cela représente, par minute, par heure, par jour et par année, une économie considérable de pulsations. Vu ainsi, un pouls lent signifie une usure corporelle moindre, donc une espérance de vie supérieure.

Fréquence cardiaque maximale

À mesure que l'intensité de l'effort augmente, le cœur bat plus vite. Or nous avons tous une FCM au-delà de laquelle le cœur ne peut plus battre. La FCM correspond à la fréquence cardiaque telle qu'on peut la mesurer lorsqu'on court le plus vite possible et qu'on termine par un sprint. Les personnes jeunes ont normalement une FCM supérieure à celle des personnes plus âgées. De même, le cœur d'un sportif bien entraîné peut battre plus vite que celui d'une personne qui ne fait pas d'exercice. La règle de calcul est simple :

FCM = 220 moins l'âge.

Mais il s'agit-là d'une donnée très approximative et il est toujours préférable de connaître sa FCM exacte, surtout lorsqu'on court, car c'est d'elle que dépend le dosage de l'effort.

Test : calculer sa FCM

Si vous n'avez encore jamais fait de jogging, attendez un peu avant de chercher à connaître votre FCM réelle. Lorsque vous serez un peu plus en forme et capable de courir 30 minutes sans interruption, vous pourrez faire le test suivant :

> - Après vous être bien échauffé, courez 800 m le plus vite possible, de préférence sur piste. Courez ensuite en petites foulées pendant une minute, puis refaites 800 m à votre vitesse maximale en faisant un sprint sur les derniers 100 m.
> - Mesurez alors votre pouls, si possible au moyen d'un cardiofréquencemètre. Vous connaîtrez ainsi votre FCM réelle.

CONSEIL

Plus vous serez entraîné, moins vous pourrez vous fier aux règles et formules générales en matière de fréquence cardiaque maximale et de fréquence cardiaque à l'effort. Si l'on veut continuer à progresser, il arrive en effet un moment où il est nécessaire de connaître ses valeurs propres. Pour cela, vous devrez vous munir d'un cardiofréquencemètre et faire un petit test (voir ci-contre).

Fréquence cardiaque à l'effort

Comme son nom l'indique, la FCE correspond à la fréquence cardiaque telle qu'elle peut être mesurée au cours d'un effort d'intensité moyenne. Se pose alors une question cruciale : « Ma FCE est-elle la bonne eu égard à mon objectif principal, à savoir maigrir ? » On considère généralement que le pouls optimal à l'effort correspond au calcul « 180 moins l'âge ». Mais optimal pour qui ? En définissant une règle générale, ne met-on pas dans le même sac des personnes présentant des caractéristiques très différentes ?

Une FCE de 130 à 50 ans peut convenir à une personne, être insuffisante pour une autre et représenter un surmenage pour une troisième. Tout dépend du niveau de condition physique et des dispositions de chacun.

Par FCE, on entend aussi souvent la fréquence optimale pour la course d'endurance, garantissant théoriquement un rapport idéal entre travail de l'endurance et combustion des graisses. Mais ici aussi, la formule « 180 moins l'âge » n'a qu'une valeur indicative. Des études ont en effet montré que la bonne FCE n'y correspond pas toujours.

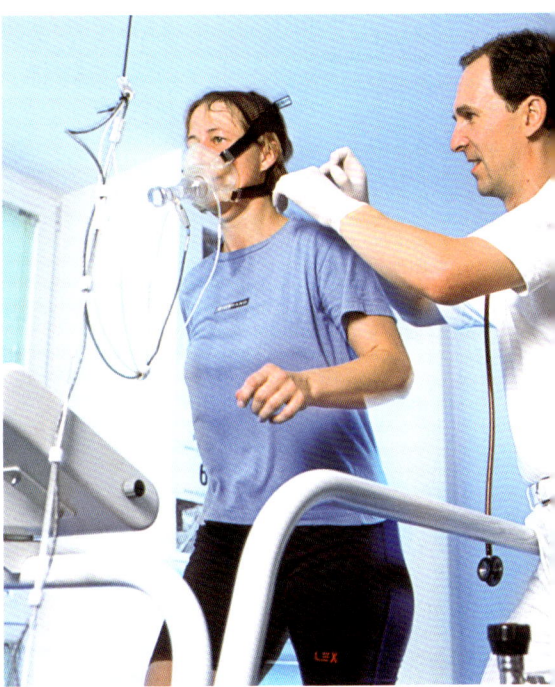

Dans le cabinet d'un médecin du sport bien équipé, grâce à un test d'effort, vous pourrez connaître l'état exact de votre condition physique, notamment votre fréquence cardiaque maximale. Cela vous sera très utile pour gérer l'effort lors de l'entraînement, puisque vous pourrez alors régler la valeur de votre FCE au plus juste.

Quelle est la bonne fréquence cardiaque à l'effort ?

Cela dépend de votre niveau de condition physique et de vos objectifs. Si vous courez pour maigrir, il y a plusieurs possibilités.

Combustion des graisses dans la zone du cœur sain

Vous avez environ 25 ans ? Alors votre zone du cœur sain est comprise entre 100 et 140 pulsations par minute (voir graphique page 30). Si vous êtes âgé de 40 ans environ, cette même zone s'étend de 90 à 130 puls/min. À 60 ans, il faut compter entre 85 et 120 pulsations. Cette zone se caractérise par un excédent d'oxygène. L'énergie produite par le métabolisme provient à environ 80 % des graisses et à 20 % des sucres. Courir dans sa zone du cœur sain est excellent pour le système immunitaire, mais c'est aussi un très bon moyen de perdre du poids.

Combustion de graisses dans la zone aérobie

Chez une personne âgée de 25 ans, la zone aérobie se trouve entre 140 et 160 puls/min ; chez une personne de 40 ans, entre 130 et 150 ; chez quelqu'un de 60 ans, entre 118 et 138. Principaux effets : vous travaillez votre endurance, améliorez votre condition physique et brûlez des graisses.

Les experts ne sont pas d'accord entre eux au sujet de la meilleure FCE pour une combustion optimale des graisses. Beaucoup supposent, certainement à juste titre, que la zone de fitness est celle qui offre le meilleur rapport entre investissement et bénéfices.

En tout état de cause, les personnes qui courent pour améliorer leur condition physique ou brûler des graisses devraient s'interdire tout franchissement de la zone anaérobie lors d'efforts prolongés. Faire plus d'une courte pointe de vitesse, c'est se mettre à coup sûr en dette d'oxygène. La part des graisses dans la production énergétique est alors proche de zéro.

FRÉQUENCE CARDIAQUE À L'EFFORT SELON L'ÂGE

La fréquence cardiaque à l'effort idéale dépend de l'âge et du but recherché. Pour perdre du poids, la règle veut qu'on reste en deçà de la zone anaérobie.

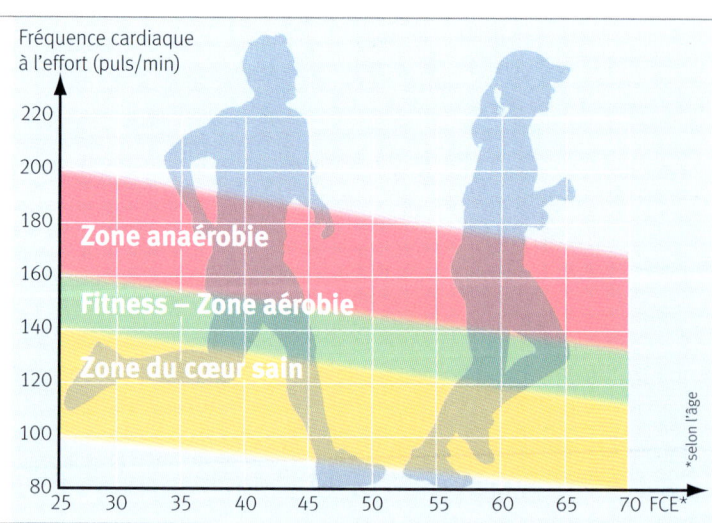

La fréquence cardiaque limite

Le docteur Ulrich Strunz, spécialiste en médecine interne et ortho-moléculaire, appelle la FCE optimale « fréquence cardiaque limite » (FCL), car elle se situe, selon lui, au point de transition entre la zone où la production énergétique aérobie domine encore, et celle où la production anaérobie commence à prendre le dessus, c'est-à-dire au moment où la lactatémie atteint 4 mmol/l. En approchant de cette limite (la mesure du lactate par un médecin du sport vous indiquera à quelle fréquence cardiaque vous l'atteignez), nous entrons dans une zone dans laquelle il est possible, à condition d'avoir un peu d'expérience, de rester plusieurs heures sans se fatiguer, tout en brûlant ainsi des graisses de manière optimale.

Combustion des graisses et destruction des corps gras

Les termes « combustion des graisses » et « destruction des corps gras de l'organisme » (lipolyse ou adipolyse) désignent-ils la même

---

CONSEIL : Calculer sa fréquence cardiaque à l'effort

Si vous ne voulez pas faire mesurer votre lactate par un médecin, rien ne vous empêche, pour connaître la fréquence la plus adaptée à votre cas, d'utiliser la formule de l'expert sportif allemand Dieter Lagerstrøm :

$$FCE = FCR + [(220 - 3/4 \text{ de l'âge} - FCR) \times \text{état d'entraînement}]$$

Mesurez tout d'abord votre fréquence cardiaque au repos, comme indiqué page 28, puis calculez ce qu'il y a entre les parenthèses, multipliez par l'état d'entraînement et additionnez le résultat obtenu avec la FCR.

Valeurs pour l'« état d'entraînement » :
> 0,60 à 0,65 pour les coureurs débutants et manquant d'entraînement ;
> 0,65 à 0,70 pour les personnes ayant un niveau moyen ;
> 0,70 à 0,75 pour les coureurs chevronnés et les sportifs de haut niveau.

Par exemple, une coureuse débutante de 44 ans ayant une FCR de 68 puls/min aura une FCL de : 68 + [(220 − 33 − 68) × 0,65] = 145,35 (arrondi à 145).

Grâce à la marche rapide ou nordique, vous pourrez améliorer progressivement votre condition physique. Pour la marche nordique, il est important de savoir manier les bâtons. Vous pouvez serrer le poing sur le mouvement du bras vers l'avant, mais cela n'est pas obligatoire et dépend un peu du tempo. Il est en tout cas impératif de desserrer la prise et d'exercer une pression avec le gras du pouce sur le gantelet, à partir du moment où le bâton s'enfonce dans le sol et que le bras commence à repartir vers l'arrière. Une fois la hanche dépassée, ouvrez le poing et laissez le bâton quitter le sol, puis revenir vers l'avant.

chose ? La question peut paraître inutile, mais n'en est pas moins au cœur des débats actuels autour de la combustion des graisses. Une chose est sûre : qui court, brûle des graisses. Reste à savoir combien. Nous avons vu que plus on court lentement, plus on brûle de graisses proportionnellement aux sucres (80 % contre 20 % si l'on reste dans la zone du cœur sain), mais la dépense d'énergie reste relativement faible.

En courant plus vite, on brûle proportionnellement un peu moins de graisses, mais la dépense globale d'énergie est supérieure. Lorsqu'on court à sa FCL (voir page 31), combustion des graisses et combustion des sucres s'équilibrent à peu près (50/50), et la dépense d'énergie est deux fois supérieure par rapport au travail en zone du cœur sain. Tout compte fait, il semble bien que ce soit en augmentant la cadence jusqu'à sa FCL qu'on brûle le plus de graisses. Au-delà commence la zone de travail en anaérobie, où la combustion des graisses s'interrompt.

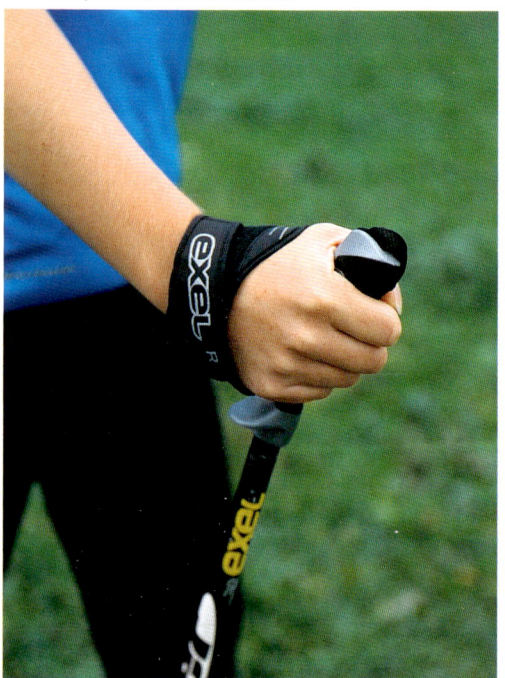
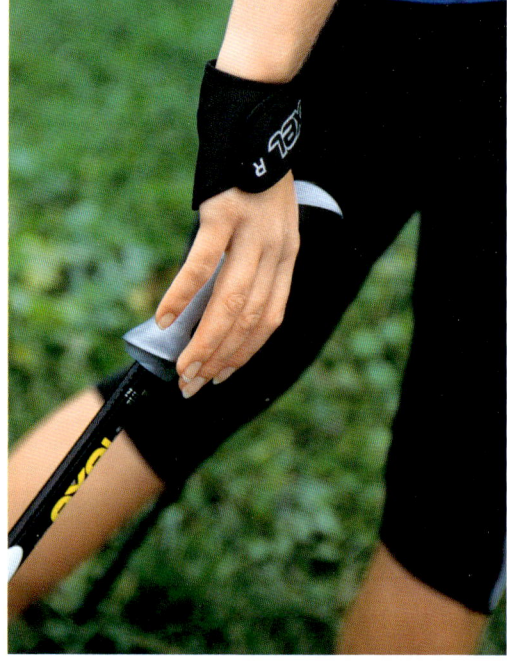

La combustion ultérieure

La graisse ne fond pas seulement pendant l'effort, mais aussi après, car la récupération réclame elle aussi de l'énergie, en l'occurrence de l'énergie produite par le métabolisme lipidique. Celui-ci devenant de plus en plus actif à mesure que la condition physique s'améliore, le déstockage des graisses au repos s'accroît d'autant. Après avoir brûlé activement des graisses, vous continuez à en éliminer et vous mincissez – à condition toutefois que vous ayez une alimentation équilibrée et que vous mangiez globalement un peu moins que ce que vous dépensez. La perte de poids dépend donc aussi de l'activité du métabolisme après l'effort. Or il est possible de la stimuler en pratiquant le travail fractionné. On entend par-là le fait de courir en changeant régulièrement de cadence, l'échelle pouvant aller de la marche rapide au sprint.

Comment mettre en route le processus

Si vous souhaitez perdre du poids, mais que vous n'avez aucune expérience de la course à pied, il ne faut pas vous jeter à corps perdu dans l'entraînement. Le principal est que vous vous mettiez en mouvement, ce qui ne veut pas dire forcément courir.

Lentement

Au début, il faut s'en tenir au principe « peu, mais souvent ». Commencez par une promenade quotidienne en augmentant progressivement la durée de vos sorties. Augmentez ensuite l'intensité de l'effort en accélérant le pas. Vous passerez ainsi de la simple promenade à la marche rapide. En améliorant votre condition physique, vous aurez automatiquement envie de plus, mais pour cela, donnez-vous tout le temps nécessaire.

> **CONSEIL POUR RÉUSSIR**
>
> Si, pour l'instant, votre poids ne vous permet pas encore de courir et que vous vivez mal vos rondeurs, rabattez-vous sur la stratégie des petits pas.
>
> › Penchez-vous sur ce qui, dans votre vie, vous a conduit au surpoids et placez-vous dans l'optique d'une meilleure acceptation de vous-même.
> › Soyez à l'écoute de vos désirs et faites progressivement en sorte que les choses qui vous tiennent vraiment à cœur deviennent possibles. Le sentiment de votre propre valeur s'en trouvera accru.
> › Réapprenez à apprécier votre corps en devenant plus actif. Votre corps, c'est vous !
> › Personne ne vous regardera de travers si vous faites de la marche rapide, du vélo ou de la natation. Au contraire, on ne vous en estimera que plus !

irrigation des poumons. De là, les globules rouges transportent l'oxygène dans tout le corps, d'où une meilleure oxygénation des tissus. La matière grise n'est pas laissée pour compte. La capacité de concentration augmente et le cerveau est plus performant.

Enfin, courir stimule le système immunitaire. L'organisme se défend mieux contre les agents pathogènes et les cellules cancéreuses. Mais pour obtenir cet effet, il faut courir lentement, en veillant à ne jamais s'essouffler, et pas trop longtemps.

Bonne humeur, joie de vivre

Courir fait du bien non seulement au corps, mais aussi à l'esprit et à l'âme.

Préserver l'équilibre hormonal

Si vous êtes stressé, courez ! L'exercice physique est le seul moyen d'évacuer les hormones de stress telles que l'adrénaline. Après un jogging, vous serez à nouveau au clair avec vous-même.

Courir provoque aussi une baisse de la glycémie, ce qui a pour effet de soulager le pancréas, puisqu'il a ainsi moins d'insuline à fournir. La course à pied joue donc également un rôle préventif contre le diabète de type II.

En courant, on libère un autre type de substances messagères, celles à qui l'on attribue le pouvoir de stimuler, voir d'euphoriser. De fait, courir à une allure modérée fait augmenter le taux de testostérone. Cette hormone sexuelle masculine que les femmes ont également dans le sang est source de vitalité, de désir sexuel et d'affirmation de soi.

Effets sur l'humeur et le moral

La sérotonine est le neurotransmetteur responsable de la bonne humeur. Courir à 60-70 % de sa FCM, c'est-à-dire lentement,

---

EN FORME DANS SA TÊTE

Le sport fait du bien au cerveau, cela non seulement quand on est jeune, mais aussi, et surtout, à mesure que l'on prend de l'âge. En restant physiquement actif, on accroît ses capacités intellectuelles, car l'exercice favorise l'irrigation non seulement des muscles, mais aussi du cerveau. Mieux alimenté en oxygène et en nutriments, celui-ci parvient plus facilement à développer de nouveaux neurones et à augmenter le nombre de synapses. La mémoire, la capacité de concentration et la réactivité s'en trouvent sensiblement améliorées. Mais là aussi, comme souvent, il faut préférer la méthode douce. Les experts préconisent les sports d'endurance en aérobie, car ils permettent à l'organisme de bénéficier de suffisamment d'oxygène. Une fois encore, la course à pied convient parfaitement.

La combustion ultérieure

La graisse ne fond pas seulement pendant l'effort, mais aussi après, car la récupération réclame elle aussi de l'énergie, en l'occurrence de l'énergie produite par le métabolisme lipidique. Celui-ci devenant de plus en plus actif à mesure que la condition physique s'améliore, le déstockage des graisses au repos s'accroît d'autant. Après avoir brûlé activement des graisses, vous continuez à en éliminer et vous mincissez – à condition toutefois que vous ayez une alimentation équilibrée et que vous mangiez globalement un peu moins que ce que vous dépensez. La perte de poids dépend donc aussi de l'activité du métabolisme après l'effort. Or il est possible de la stimuler en pratiquant le travail fractionné. On entend par-là le fait de courir en changeant régulièrement de cadence, l'échelle pouvant aller de la marche rapide au sprint.

Comment mettre en route le processus

Si vous souhaitez perdre du poids, mais que vous n'avez aucune expérience de la course à pied, il ne faut pas vous jeter à corps perdu dans l'entraînement. Le principal est que vous vous mettiez en mouvement, ce qui ne veut pas dire forcément courir.

Lentement

Au début, il faut s'en tenir au principe « peu, mais souvent ». Commencez par une promenade quotidienne en augmentant progressivement la durée de vos sorties. Augmentez ensuite l'intensité de l'effort en accélérant le pas. Vous passerez ainsi de la simple promenade à la marche rapide. En améliorant votre condition physique, vous aurez automatiquement envie de plus, mais pour cela, donnez-vous tout le temps nécessaire.

CONSEIL POUR RÉUSSIR

Si, pour l'instant, votre poids ne vous permet pas encore de courir et que vous vivez mal vos rondeurs, rabattez-vous sur la stratégie des petits pas.

- Penchez-vous sur ce qui, dans votre vie, vous a conduit au surpoids et placez-vous dans l'optique d'une meilleure acceptation de vous-même.
- Soyez à l'écoute de vos désirs et faites progressivement en sorte que les choses qui vous tiennent vraiment à cœur deviennent possibles. Le sentiment de votre propre valeur s'en trouvera accru.
- Réapprenez à apprécier votre corps en devenant plus actif. Votre corps, c'est vous !
- Personne ne vous regardera de travers si vous faites de la marche rapide, du vélo ou de la natation. Au contraire, on ne vous en estimera que plus !

Trois méthodes, trois effets

Vous voilà maintenant prêt pour la course. Alors suivez le même schéma : d'abord régulièrement, puis plus longtemps, et enfin plus vite. Vous trouverez pages 67 et suivantes des programmes spécialement destinés aux débutants.

On dit souvent que beaucoup de chemins mènent à Rome. Si vous voulez brûler des graisses, vous avez le choix entre trois méthodes d'entraînement, qu'il est conseillé d'alterner, car le métabolisme réagit aux changements par une activité accrue.

Mais il est impossible de commencer vraiment sans avoir acquis préalablement une bonne endurance de base (30 minutes sans interruption) et un peu d'expérience. Les trois méthodes sont les suivantes :

> Faire des courses d'endurance d'au moins 30 minutes (2 heures en petites foulées) à 60-70 % de sa FCM.
> Faire des courses plus rapides dans la zone de sa FCL, c'est-à-dire à 85-90 % de sa FCM, pendant 30 minutes.
> Faire un travail fractionné. Par exemple, après l'échauffement, courir 3 minutes à 85-95 % de sa FCM, puis marcher ou faire de petites foulées jusqu'à récupération complète, puis accélérer à nouveau. Au cours d'une sortie, il faut alterner au moins cinq fois.

Attention à la combustion instantanée

Certains magazines débordent d'imagination lorsqu'il s'agit de donner des conseils pour brûler les graisses. Mais prudence : les méthodes proposées incitent souvent à passer du jour au lendemain de l'état d'inactivité totale à l'entraînement de haut niveau, promettant une combustion rapide et facile des graisses. Or à l'usage, on s'aperçoit qu'elles sont très éprouvantes et ne procurent aucun plaisir. Il se peut qu'elles favorisent la combustion des graisses, mais elles s'adressent en fait à des sportifs déjà bien entraînés – qui n'ont donc pas besoin de maigrir.

Les débutants n'ont aucun intérêt à se laisser prendre au piège. Courir intelligemment est nettement préférable, d'autant que le jogging a beaucoup plus à offrir que simplement perdre du poids et brûler des graisses.

CONSEIL : Variez les plaisirs !
Plus on s'entraîne, plus il peut être important de varier non seulement les méthodes, mais aussi les types de parcours. Cela permet de prendre plus de plaisir à l'effort et de gagner en expérience.

Ce qui fait toute la valeur du jogging

Autrefois, les personnes ayant subi une opération restaient immobilisées jusqu'à ce qu'elles puissent enfin se redresser et se lever. Aujourd'hui, les médecins veillent à ce qu'elles puissent se remettre au sport le plus tôt possible. Et cela porte ses fruits : la rééducation est beaucoup plus rapide lorsque le malade peut courir. Mais ce n'est pas là le seul bienfait du jogging sur la santé :

> Courir a des effets bénéfiques sur le glaucome, le prurigo et la mucoviscidose. On lui attribue même un rôle préventif contre le cancer.
> Les personnes souffrant de douleurs chroniques y trouvent un soulagement.
> Courir aide à s'endormir. Au bout d'environ 2 mois d'entraînement régulier, plus besoin de compter les moutons, vous dormirez comme un bébé.
> La course à pied est désormais employée avec succès dans le traitement de la dépression et des crises de panique.

Courir apporte vitalité et santé

La course à pied influe on ne peut plus positivement sur nombre de systèmes organiques.

Elle a par exemple un effet bénéfique sur le système cardiovasculaire. La pression artérielle diminue et les taux de cholestérol et de triglycérides se normalisent. Le débit cardiaque augmente considérablement, parfois même jusqu'à deux fois. La tension artérielle diminue. De ce fait, le volume systolique augmente et la FCR diminue. Le cœur d'une personne manquant d'entraînement bat environ 70 fois par minute, contre 40 à 60 fois chez un coureur d'endurance, et cela pour une même quantité de sang pompé. Le travail de l'endurance permet donc un fonctionnement nettement plus économique du cœur et des vaisseaux, ce qui évite l'usure inutile et allonge l'espérance de vie. Le système respiratoire a également tout à gagner dans la pratique régulière d'un sport d'endurance. Courir renforce les muscles respiratoires. La respiration se fait plus profonde et plus efficace, ce qui permet des prises d'oxygène plus importantes et une meilleure irrigation des poumons. De là, les globules rouges transportent l'oxygène dans tout le corps, d'où une meilleure oxygénation des tissus. La matière grise n'est pas laissée pour compte. La capacité de concentration augmente et le cerveau est plus performant.

Enfin, courir stimule le système immunitaire. L'organisme se défend mieux contre les agents pathogènes et les cellules cancéreuses. Mais pour obtenir cet effet, il faut courir lentement, en veillant à ne jamais s'essouffler, et pas trop longtemps.

EN FORME DANS SA TÊTE

Le sport fait du bien au cerveau, cela non seulement quand on est jeune, mais aussi, et surtout, à mesure que l'on prend de l'âge. En restant physiquement actif, on accroît ses capacités intellectuelles, car l'exercice favorise l'irrigation non seulement des muscles, mais aussi du cerveau. Mieux alimenté en oxygène et en nutriments, celui-ci parvient plus facilement à développer de nouveaux neurones et à augmenter le nombre de synapses. La mémoire, la capacité de concentration et la réactivité s'en trouvent sensiblement améliorées. Mais là aussi, comme souvent, il faut préférer la méthode douce. Les experts préconisent les sports d'endurance en aérobie, car ils permettent à l'organisme de bénéficier de suffisamment d'oxygène. Une fois encore, la course à pied convient parfaitement.

Bonne humeur, joie de vivre

Courir fait du bien non seulement au corps, mais aussi à l'esprit et à l'âme.

Préserver l'équilibre hormonal

Si vous êtes stressé, courez ! L'exercice physique est le seul moyen d'évacuer les hormones de stress telles que l'adrénaline. Après un jogging, vous serez à nouveau au clair avec vous-même.

Courir provoque aussi une baisse de la glycémie, ce qui a pour effet de soulager le pancréas, puisqu'il a ainsi moins d'insuline à fournir. La course à pied joue donc également un rôle préventif contre le diabète de type II.

En courant, on libère un autre type de substances messagères, celles à qui l'on attribue le pouvoir de stimuler, voir d'euphoriser. De fait, courir à une allure modérée fait augmenter le taux de testostérone. Cette hormone sexuelle masculine que les femmes ont également dans le sang est source de vitalité, de désir sexuel et d'affirmation de soi.

Effets sur l'humeur et le moral

La sérotonine est le neurotransmetteur responsable de la bonne humeur. Courir à 60-70 % de sa FCM, c'est-à-dire lentement, provoque une libération accrue de cette hormone messagère. En courant à 70-80 % de sa FCM, on libère davantage d'ACH, une hormone qui facilite la résolution des problèmes, stimule la créativité et donne les idées claires. À 80-93 % de sa FCM, le corps libère des endorphines, substances messagères ayant un effet relaxant, analgésique et même euphorisant.

Selon le tempo, l'effet de la course n'est pas tout à fait le même sur l'humeur et le moral. Le docteur Ulrich Strunz compare cela au passage des vitesses dans une voiture. Il est à cet égard intéressant, à titre expérimental, d'augmenter la cadence toutes les 15 minutes, pour constater les changements qui se produisent au niveau du cerveau.

Le *runner's high*

L'effet le plus connu de la course à pied est ce que les Anglo-Saxons appellent le *runner's high*, sentiment d'euphorie qui ne se manifeste pas toujours. Selon le professeur Oliver Stoll, de l'Université de Halle, « le meilleur moyen d'atteindre l'état d'euphorie est de réaliser l'adéquation exacte entre intensité de l'effort et capacités physiques ». Pour l'éprouver, il faut courir au moins une heure. L'augmentation du taux d'endorphines se produit lorsqu'on se trouve proche du seuil anaérobie de 4 mmol de lactate par litre de sang. Or pour tenir à ce régime pendant plus d'une heure, il faut déjà être très entraîné. Mais cette euphorie n'est pas qu'un phénomène physiologique, une bonne part de mental y rentre aussi. Les sportifs évacuent le stress de la vie quotidienne et ont de ce fait un sens plus aigu de leur propre valeur. Ainsi, si l'euphorie tarde à venir ou ne vient pas, cela n'a pas d'importance car la course vous apportera un supplément de puissance psychique.

CONSEIL POUR RÉUSSIR

À chaque fois que cela est possible, essayez de courir en plein air. La nature donne du baume au cœur.

Certes, sur un tapis de course, il n'y a pas de risque de trébucher sur une racine et la fréquence cardiaque est très facile à maîtriser. Il n'en reste pas moins que les personnes qui courent à l'extérieur se sentent davantage régénérées une fois rentrées que celles qui fréquentent les salles de sport. L'effet est d'ailleurs mesurable : les adeptes du *outdoor* ont un taux de cortisol – hormone du stress – moins élevé, et un taux de noradrénaline – hormone de la bonne humeur – supérieur. Dans la nature, tous les sens sont sollicités et se mettent automatiquement dans un mode de réception. À effort égal, nous nous régénérons mieux à la montagne, devant un panorama de forêt et de prés ou au bord d'un torrent impétueux que dans l'atmosphère confinée d'une salle. Dans un environnement naturel, l'homme se sent chez lui et se détend plus facilement.

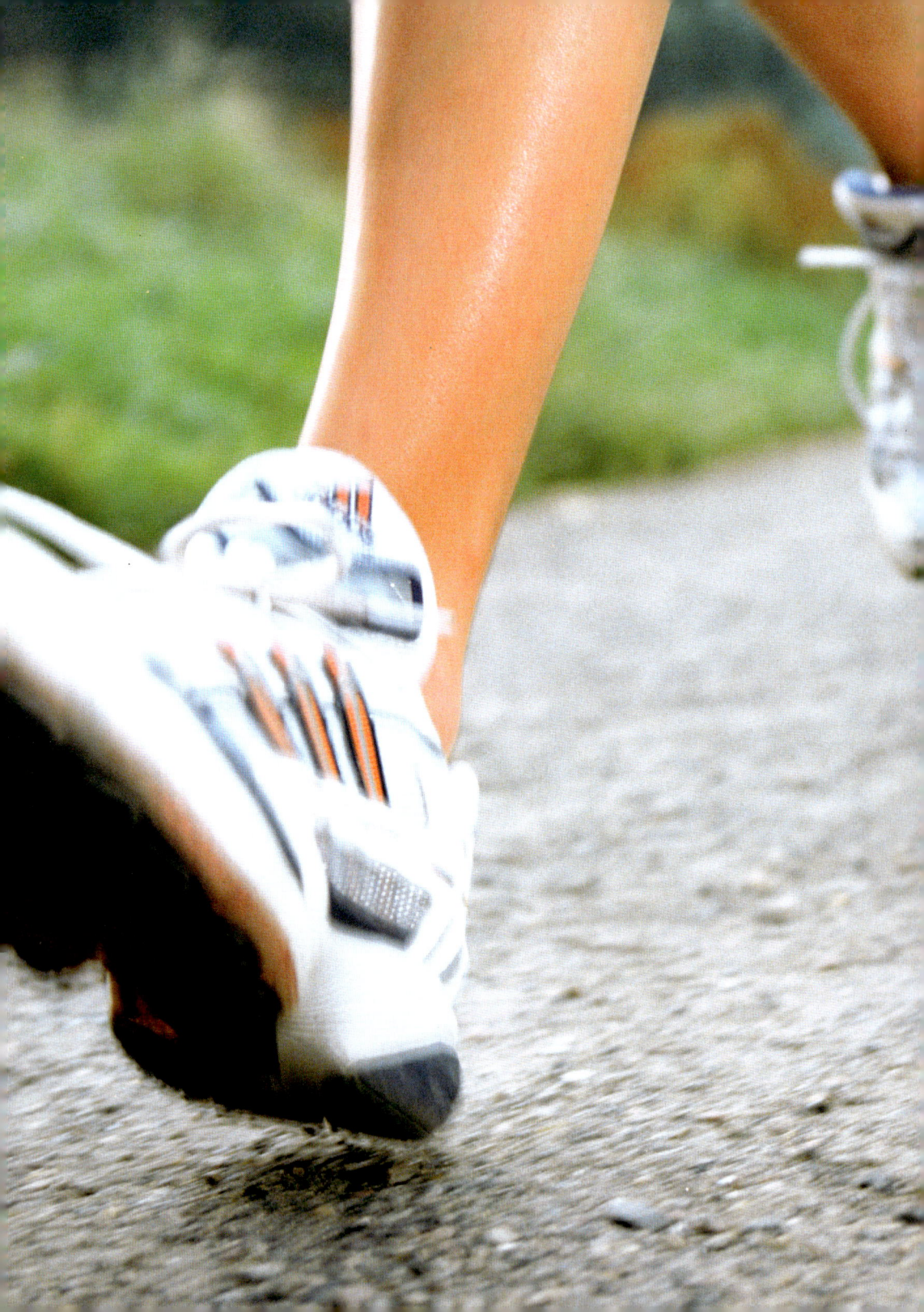

CHAUSSEZ VOS BASKETS

Vous trouverez dans cette partie les meilleurs conseils pour bien courir : comment s'échauffer et s'étirer, avoir la bonne technique, s'équiper de façon optimale, et trouver le tempo et la durée qui vous permettront de brûler un maximum de graisses.

Bien courir, maigrir sainement 40
L'équipement – faites le bon choix 62
Programme pour joggeurs débutants et confirmés ... 67

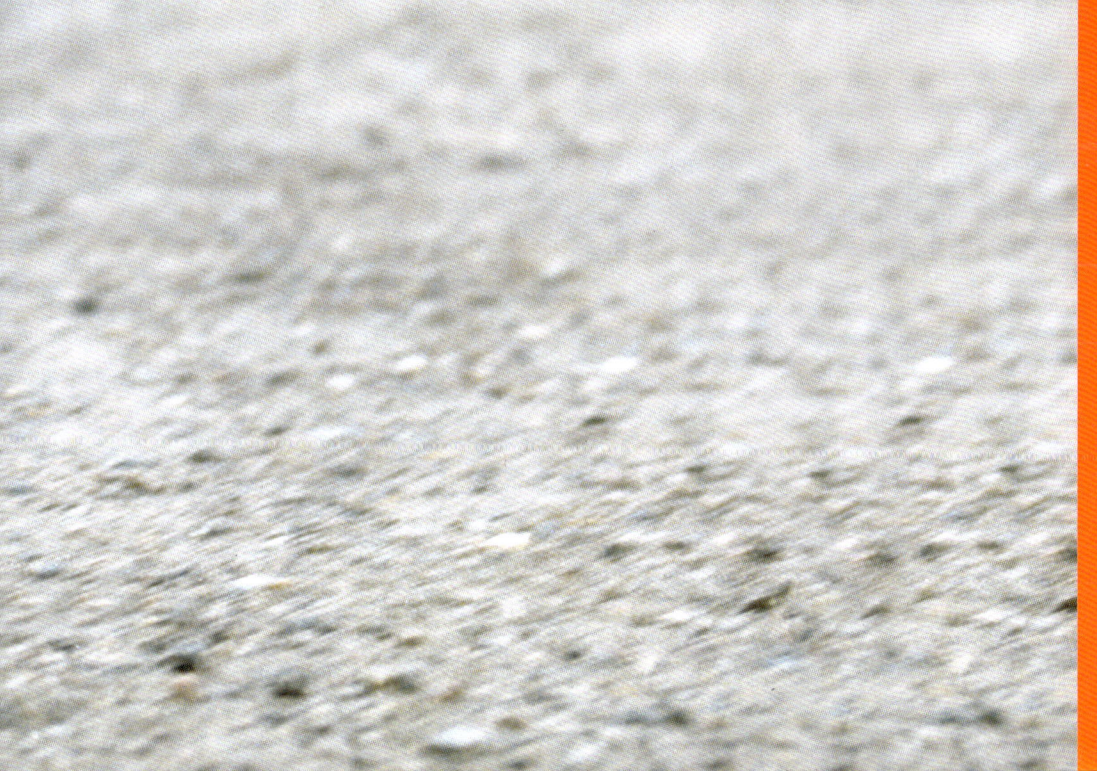

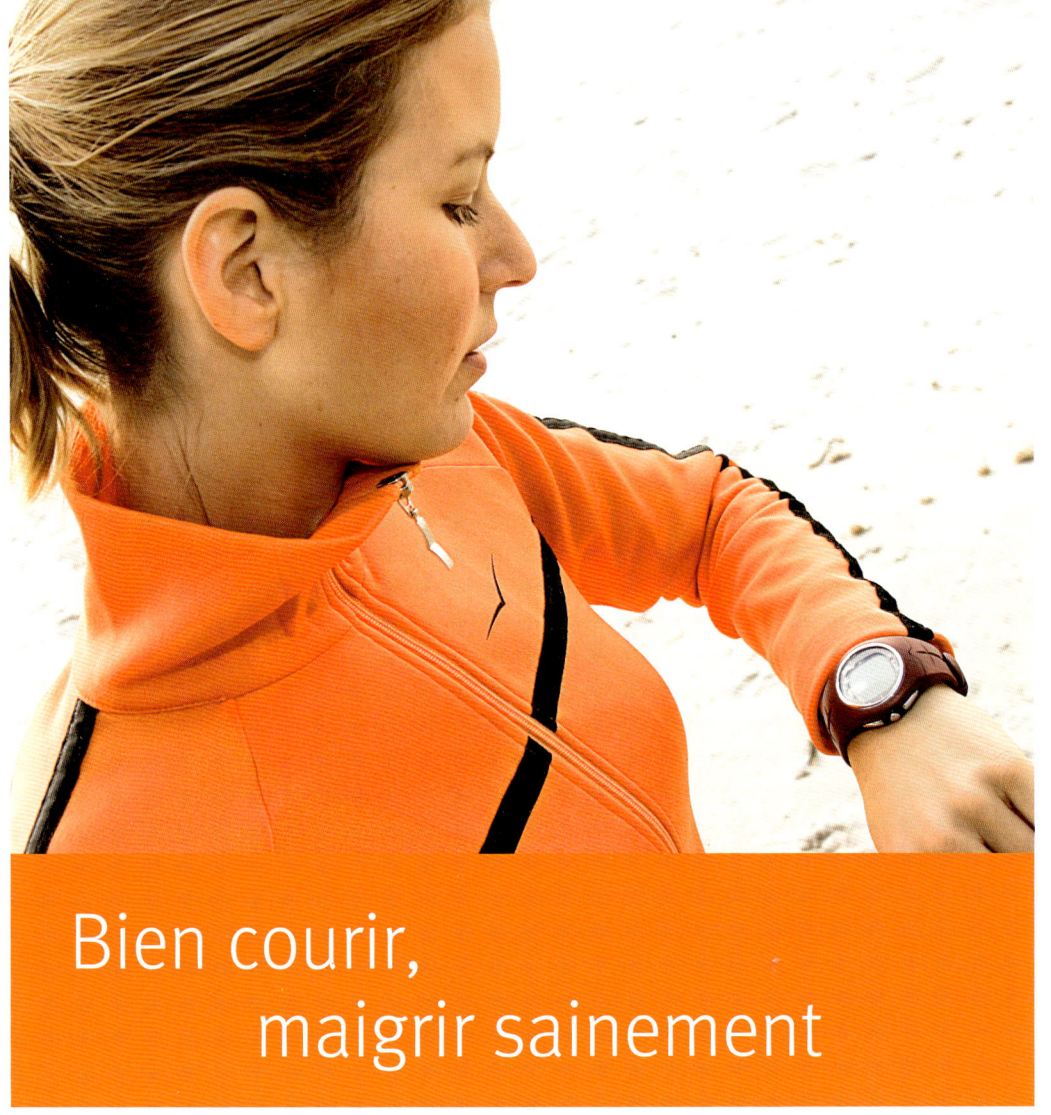

Bien courir, maigrir sainement

Vous avez déjà les jambes qui commencent à vous démanger ? Patientez toutefois encore un peu avant de vous lancer : qu'en est-il de votre condition physique ?

Qu'en est-il de votre endurance ?

Il existe une méthode simple mais efficace pour tester sa propre endurance : courir le plus longtemps possible à un rythme lent et régulier jusqu'à n'en plus pouvoir. Selon le temps que vous tiendrez, vous pourrez vous ranger dans l'une des catégories suivantes :

- Pas plus de 3 min : sous-entraîné ;
- Entre 3 et 12 min : débutant ;
- Entre 12 et 30 min : moyen ;
- Entre 30 et 45 min : confirmé ;
- Plus de 45 min : avancé.

Mesurer sa fréquence cardiaque

La mesure exacte de la fréquence cardiaque est également un bon indice de la condition physique. Pour la FCR, la méthode traditionnelle (voir page 27) est très fiable, car elle varie très peu le temps que dure la prise. Il en va en revanche autrement de la FCE. Si l'on s'arrêtait de courir pendant 15 secondes pour compter les pulsations, le pouls ralentirait, un peu chez certaines personnes, davantage chez d'autres. Dans tous les cas, le résultat serait biaisé. On augmenterait alors l'intensité, au risque de sortir de la zone de combustion optimale des graisses.

Préférez la ceinture

Aussi est-il nettement préférable de recourir à un cardiofréquencemètre avec ceinture thoracique. Les électrodes, que vous aurez pris soin d'humidifier un peu avant la mise en place, mesurent les impulsions émises par le cœur lorsqu'il se contracte et transmettent sans l'aide d'aucun fil le signal amplifié à la montre que vous portez au poignet. La fréquence cardiaque s'affiche. En fonction du résultat, vous pouvez accélérer ou ralentir le pas. Si votre pouls est trop rapide pour le but recherché, à savoir la perte de poids, levez un peu le pied. S'il est, au contraire, trop lent, montez d'un cran. Pour savoir comment déterminer la fréquence idéale pour une course, consultez la page 48.

Plus jamais sans « cardio »

Les cardiofréquencemètres offrent aujourd'hui quantité de fonctions. Vous pouvez y programmer des zones cibles, par exemple entre 120 et 140 puls/min, de manière à ce que la montre émette un signal lorsque vous passez en deçà ou au-delà. Certains peuvent même dire au jour le jour quel est pour vous le meilleur

IMPORTANT
Il y aussi des jours où il vaudrait mieux ne pas courir, par exemple quand on est malade et qu'on a de la fièvre. Dans ce cas, ce n'est pas sur la piste qu'il faut être, mais dans son lit. Si, lors d'une séance d'entraînement, vous vous sentez soudain fatigué ou, pire, pris de douleurs, arrêtez immédiatement. Insister pourrait être dangereux. Il faut toujours, surtout lorsqu'on débute, faire passer le plaisir avant l'orgueil !

pouls d'entraînement. Ces modèles très sophistiqués peuvent aussi stocker vos résultats, les comparer avec ceux des jours précédents et établir des courbes, vous permettant ainsi de mieux suivre l'évolution de vos performances.

Sans aller jusque-là, l'achat d'un cadiofréquencemètre est vivement conseillé. Vous trouverez des modèles intéressants à partir de 75 euros. C'est un investissement, mais vous verrez, vous ne pourrez bientôt plus vous en passer.

La bonne mesure

Quelle est la façon la plus rapide et la plus simple de perdre ses kilos en trop ? Autant le dire tout de suite : un peu de patience et de persévérance sont toujours nécessaires ; la première pour ne pas forcer au départ et obtenir l'inverse de ce qu'on recherche, la seconde pour permettre au corps de s'adapter. En courant tout d'abord lentement, mais régulièrement, vous progresserez de manière continue et finirez ainsi tôt ou tard par maîtriser votre poids.

Au moins 1 000 kilocalories

D'après les médecins, pour rester en bonne santé, nous devons brûler des calories en pratiquant une activité sportive. Une dépense hebdomadaire de 1 000 kcal serait nécessaire, l'idéal étant d'en brûler en moyenne 2 000. Mais cela dépend en réalité du poids de chacun. L'expert sportif Dieter Lagerstrøm recommande de brûler chaque jour au moins 4 kcal par kilo de poids, idéalement 7.

L'excès n'est pas bon

En cas de surmenage, les effets positifs du sport s'inversent. L'organisme libère du cortisol, hormone de stress qui affaiblit le système immunitaire. C'est la raison pour laquelle les sportifs de haut niveau sont si sujets aux infections.

« No pain, no gain – pas de réussite sans douleur ». Cela vaut certainement si l'on veut décrocher un titre ou battre un record, mais pour celles et ceux qui font du sport pour retrouver la

---

CONSEIL POUR RÉUSSIR

Grâce à la course, vous brûlerez environ 2 000 kcal de plus par semaine et améliorerez votre condition physique en dépensant beaucoup d'énergie. En mangeant un peu moins calorique, votre organisme passera automatiquement dans un mode de combustion des graisses. Par exemple : le métabolisme de base d'un homme de 90 kg est de 2 000 kcal/j et celui d'une femme de 70 kg, 1 600 kcal. Avec les calories nécessaires à l'accomplissement des tâches ordinaires, l'homme brûle 20 300 kcal par semaine, la femme 15 400 kcal, à quoi il faut ajouter, pour chacun d'eux, les 2 000 kcal dépensées en faisant du sport, ce qui fait respectivement 22 300 kcal et 17 400 kcal. L'apport énergétique journalier devra donc se situer un peu en dessous.

Votre dépense énergétique

Nombre de kilocalories dépensées durant une course d'endurance à cadence lente (environ 1 km toutes les 7 minutes) en fonction du poids :

Poids	10 min	30 min	60 min
50 kg	68	203	405
55 kg	74	223	446
60 kg	81	243	486
65 kg	88	264	527
70 kg	95	284	567
75 kg	101	304	608
80 kg	108	324	648
85 kg	115	345	689
90 kg	121	365	729
95 kg	128	385	770

forme et perdre du poids, la règle est de courir lentement en veillant à ne jamais s'essouffler (en conservant un excédent d'oxygène).

Mobilisez-vous !

Au réveil, nous nous étirons de tout notre long, nous nous levons et sommes prêts à attaquer une nouvelle journée. Les étirements sont également bons pour la course à pied, mais après. Ils font baisser la tension musculaire et accroissent la mobilité. Avant la course, il faut réveiller les articulations et activer les muscles. Il suffit pour cela d'une série d'exercices de mobilisation sollicitant presque toutes les parties du corps. Rien n'interdit à ce stade de faire des petits mouvements saccadés – lents et millimétriques.

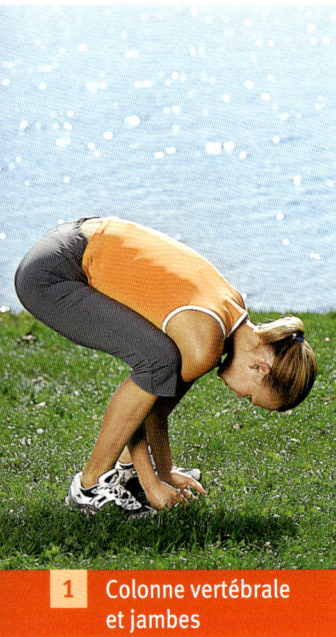

1 Colonne vertébrale et jambes

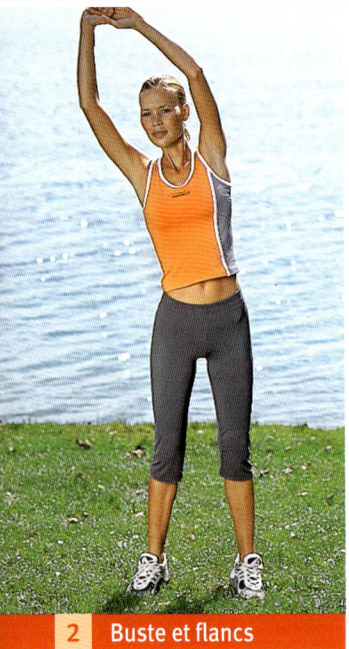

2 Buste et flancs

Colonne vertébrale et jambes

› Debout, les jambes écartées de la largeur du bassin, enroulez lentement la colonne vertébrale vers l'avant en partant du cou. Fléchissez les jambes à 90° et posez les mains au sol. La poitrine est presque entre les cuisses.

1 › Revenez à la position initiale en commençant par tendre les jambes et en déroulant la colonne vertèbre après vertèbre. Les fesses et le ventre se contractent de plus en plus à mesure que vous montez.

› Écartez ensuite les bras, tendez-les au-dessus de la tête et montez sur la pointe des pieds. Dans cette position, joignez les mains et tirez les bras le plus possible vers l'arrière.

Buste et flancs

› Debout, les jambes écartées de la largeur du bassin, tendez les bras au-dessus de la tête et attrapez la main gauche avec la main droite.

2 › Contractez les abdominaux et serrez les fesses, puis inclinez le buste sur la droite, jusqu'à ce que vous ressentiez un léger étirement. Maintenez la position quelques secondes, puis revenez.

› Faites la même chose de l'autre côté en changeant la position des mains.

Cuisses et hanches

› Debout, les pieds écartés de la largeur du bassin, faites un grand pas en avant avec le pied droit, de manière à vous placer en fente.

3 › Fléchissez la jambe droite et posez les deux mains sur la cuisse droite. Tout en gardant le dos droit, descendez le bassin jusqu'à ce que le genou gauche frôle le sol.

› Maintenez la position quelques secondes, puis revenez lentement à la position initiale.

› Faites ensuite la même chose en mettant la jambe gauche devant.

Cuisses et mollets

> Debout, les pieds joints, avancez d'environ 50 cm le pied gauche et tirez vos orteils vers vous. Fléchissez ensuite la jambe droite tout en inclinant le buste vers l'avant, le dos droit, jusqu'à ce que vous ressentiez un léger étirement dans l'arrière de la cuisse.

4 > Placez les deux mains sur la cuisse gauche et maintenez la position quelques secondes, en faisant si vous le souhaitez des petits mouvements saccadés très légers, puis revenez à la position initiale.

> Faites ensuite la même chose jambe droite devant.

Prêt, partez !

Avec les exercices de mobilisation, vous avez indiqué à votre corps qu'il allait bientôt s'activer davantage. Il a tout de suite réagi en envoyant quelques hormones activatrices dans le sang, en augmentant la tension musculaire et en accélérant le rythme cardiaque. Vous vous sentez échauffé et bien réveillé. Votre corps vous dit : « Je suis prêt ! »

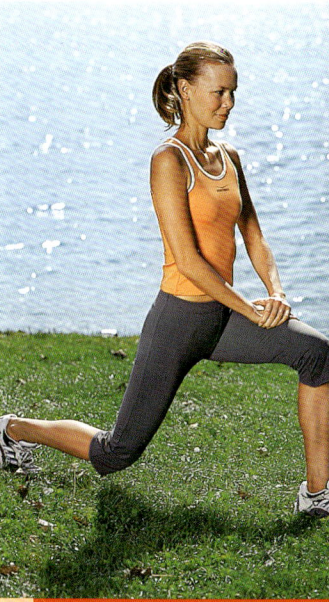

3 Cuisses et hanches

CONSEIL : Prévenir les crampes

Veillez à boire suffisamment avant chaque sortie (environ un demi-litre) et ne démarrez jamais sur les chapeaux de roues. Ne vous surmenez pas, car vous risqueriez d'avoir des crampes. Si cela devait se produire, essayez d'étirer doucement le muscle contracturé. Par exemple, en cas de crampe du mollet, asseyez-vous jambes tendues, soulevez un peu le membre touché et demandez à votre partenaire de repousser vers vous la pointe de votre pied.

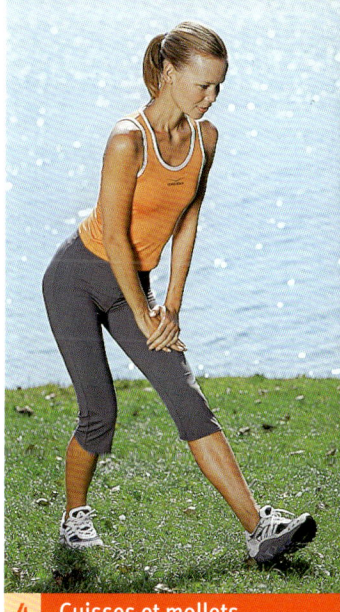

4 Cuisses et mollets

Technique et style de course

« Courir, c'est donné à tout le monde. » Cette assertion n'est pas tout à fait exacte. Même les choses les plus naturelles peuvent faire l'objet d'erreurs. En ce qui concerne la course, il faut avoir le bon placement, faire les bons gestes avec les bras et les jambes et dérouler correctement ses plantes de pied, le tout devant être parfaitement coordonné. D'ailleurs, les experts eux-mêmes ne sont pas d'accord entre eux sur la meilleure façon de dérouler le pied.

Petits vols planés

La course se distingue de la marche par la phase de vol plané. À chaque pas, les deux pieds quittent le sol pendant une fraction de seconde. Cette phase se termine par l'atterrissage du pied avant, dont l'ensemble de la plante se trouve brièvement en contact avec le sol avant de se dérouler jusqu'à la pointe et de donner l'impulsion qui propulsera le corps pour le vol plané suivant. Les vols ne sont pas des sauts en hauteur.

La course est un mouvement vers l'avant et les mouvements de rebonds gênent la progression. En outre, plus on saute haut, plus il faut amortir ; on gaspille ainsi de l'énergie.

Longueur des foulées

Si, en courant, vous essayez de gagner du terrain par de grandes enjambées, vous vous fatiguerez inutilement. Votre pied atterrit trop loin du centre de gravité du corps, ce qui freine l'élan créé par le mouvement vers l'avant. À chacun des pas suivants, il vous faudra déployer un peu plus de force. Il est donc important que le point d'atterrissage du pied se trouve sous le centre de gravité du corps, un peu en avant de l'axe transversal. C'est ainsi que vous trouverez l'enjambée qui vous conviendra. Il est particulièrement important pour les débutants de faire de petites foulées.

LE BON PLACEMENT

> Faites des foulées régulières. Les grandes enjambées ont tendance à freiner.
> Gardez le buste droit et, selon la cadence, légèrement penché en avant.
> La tête est droite, le regard est dirigé vers l'avant.
> Les épaules sont basses et décontractées.
> Les bras oscillent légèrement au niveau de l'épaule, tout en restant collés au corps.
> Les coudes sont pliés plus ou moins à angle droit, les mains sont légèrement ouvertes. Vous vous éviterez ainsi des tensions inutiles.

Poser le pied

Les avis divergent quant à la meilleure façon – rapide, économique, orthopédique – de poser le pied au sol et de le dérouler. Chaque méthode a ses avantages et ses inconvénients, lesquels peuvent être plus ou moins ressentis selon les personnes.

Course sur les talons

Le pied attaque le sol avec la face externe du talon, s'abaisse et entame une rotation interne jusqu'à ce que toute la plante soit en contact avec le sol. Il se déroule ensuite pour la propulsion jusqu'à la pointe, par la base du gros orteil. La course sur les talons s'emploie surtout sur les grandes distances.

Course sur l'avant du pied

Le pied attaque le sol avec la base des orteils, puis le métatarse s'abaisse très rapidement, suivi du talon. Le pied se déroule à nouveau jusqu'au gros orteil pour la propulsion. C'est de cette manière que courent les sprinters, et nous-mêmes, lorsque nous courons pieds nus sur une pelouse.

Course plantaire

Le pied attaque le sol par le milieu du bord interne, puis le talon s'abaisse, alors que toute la plante est en contact avec le sol. Le pied se déroule ensuite jusqu'à la base du gros orteil.

Les trois techniques sont valables et, à moins d'avoir des difficultés, il n'y a pas de raison de changer de façon de courir. On a toutefois constaté que les personnes qui parcourent de grandes distances sur l'avant des pieds ont souvent des problèmes au niveau du tendon d'Achille et sont sujettes aux blessures musculaires. De leur côté, les coureurs qui attaquent systématiquement le sol avec les talons mettent leurs os et leurs articulations à rude épreuve. À long terme, cela peut se traduire par des douleurs. Seule la course plantaire semble ne pas avoir d'effets indésirables. Elle est probablement la plus indiquée pour les débutants et les personnes qui courent pour perdre du poids.

> **CONSEIL**
>
> Dépassez les querelles de clocher ! Essayez toutes les techniques – sur les talons, l'avant du pied et la plante – et n'hésitez pas à alterner, surtout si vous sortez des sentiers battus. Avec un peu d'expérience, vous changerez automatiquement de technique en fonction du terrain : sur l'avant du pied en montée, sur les talons en descente et sur le bord latéral du pied en terrain plat.

Cadence et respiration

Des tests ont permis aux experts sportifs de constater que les deux tiers des personnes courant sans cadiofréquencemètre évaluent mal leur cadence. Elles ont tendance à courir trop vite et à passer dans la zone anaérobie, avec des taux de lactate supérieurs à 4 mmol/l (voir page 25). Au lieu de brûler des graisses, leur organisme produit des hormones de stress qui affaiblissent le système immunitaire.

S'en référer au pouls

La justesse de la cadence se reconnaît à deux choses : la concentration d'acide lactique dans le sang et la FCE. Autrement dit, courez assez vite – ou assez lentement – pour avoir le pouls et la lactatémie qui conviennent.

Pour maigrir : la course d'endurance

Vous courez pour maigrir ? Alors il n'y a que deux options, surtout si vous débutez : la course d'endurance à cadence lente (à environ 65 % de sa FCM pour un taux de lactate inférieur à 1,5 mmol/l) et la course d'endurance à cadence normale (jusqu'à 80 % de la FCM pour un taux de lactate de 1,5 à 2 mmol/l). Ces deux types de course sont très bons pour la santé, la condition physique et la perte de poids, car elles stimulent le système immunitaire et le corps puise son énergie uniquement par le biais du métabolisme lipidique aérobie. Vous perdrez ainsi progressivement du poids et courrez avec de plus en plus d'aisance.

Connaissez-vous votre fréquence cardiaque maximale ?

Pour courir à la bonne cadence, il faut savoir quelle est votre fréquence cardiaque à l'effort (FCE), qui dépend elle-même de la fréquence cardiaque maximale (FCM). Pour connaître précisément cette dernière, une seule solution est possible : la course test, qu'on ne peut faire qu'une fois un peu entraîné. En attendant, la formule approximative « 220 moins l'âge » suffit. Pour plus d'exactitude, vous pouvez aussi utiliser la formule proposée

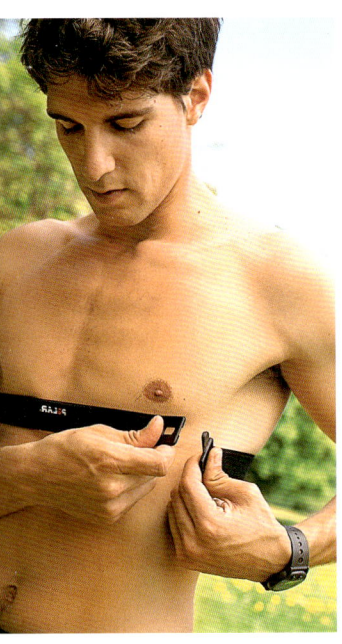

Lorsque vous courez, utilisez un cardiofréquencemètre pour contrôler votre fréquence cardiaque à l'effort (FCE). La ceinture thoracique mesure les petits influx électriques que le cœur émet à chaque battement et transmet le résultat à la montre située au poignet. Humidifiez légèrement les électrodes de la ceinture et placez celle-ci à la hauteur de la pointe du sternum.

ci-contre. Le résultat ainsi obtenu est assez fiable pour les premières semaines d'entraînement. Passé ce délai, vous pourrez le comparer à la réalité en mesurant votre FCM comme indiqué page 28.

La fréquence cardique à l'effort optimale pour débuter
Pour une bonne combustion des graisses durant les premiers mois, courez à une cadence correspondant à 65-80 % de votre FCM. Pour calculer plus rapidement, servez-vous du tableau de la page 50.
Commencez en douceur par des courses d'endurance à cadence lente et veillez à ne jamais vous essouffler. Il faut laisser le temps à votre métabolisme de s'habituer à l'effort, mais la patience paie toujours : vous retrouverez progressivement la silhouette de vos 20 ans.
Les courses d'endurance à cadence lente stimulent en outre le système immunitaire, renforcent le cœur et provoquent la libération dans le cerveau de sérotonine, hormone du bonheur.

Accélérations contrôlées

Il n'y a jamais de règle sans exception ! Rien n'interdit en effet de faire des accélérations contrôlées sur 40 ou 50 m dès les premières semaines d'entraînement. Veillez à lever progressivement les genoux jusqu'à hauteur des hanches tout en plaçant le pied sous votre centre de gravité pour une bonne propulsion en avant. Revenez ensuite tranquillement à la cadence initiale.
Les accélérations ont plusieurs avantages : elles permettent d'améliorer la technique de course et la coordination, évitent de tomber dans la routine et, en vidant les réserves de sucres rapides, stimulent le métabolisme. Lorsque vous serez capable de courir durant 30 minutes sans interruption, vous pourrez par exemple faire une accélération au bout de 10 minutes, puis une autre 10 minutes après. Passez ensuite à une cadence nettement plus lente, jusqu'à ce que vous ayez suffisamment récupéré pour reprendre la course d'endurance.

FORMULE POUR CALCULER VOTRE FCM

Tant que vous ne serez pas en mesure d'évaluer exactement votre FCM par une course test, la formule suivante vous donnera une idée de ce qu'il en est :

210
− la moitié de l'âge
− 11 % du poids en kg
+ 4 si vous êtes un homme
ou
+ 0 si vous êtes une femme
= FCM

Fréquence cardiaque à l'effort selon le pourcentage de la fréquence cardiaque maximale

FCM	60 %	65 %	70 %	75 %	80 %	85 %	90 %
200	120	130	140	150	160	170	180
198	119	129	139	149	158	168	178
196	118	127	137	147	157	167	176
194	116	126	136	146	155	165	175
192	115	125	134	144	154	163	173
190	114	124	133	143	152	162	171
188	113	122	132	141	150	160	169
186	112	121	130	140	149	158	167
184	110	120	129	138	147	156	166
182	109	118	127	137	146	155	164
180	108	117	126	135	144	153	162
178	107	116	125	134	142	151	160
176	106	114	123	132	141	150	158
174	104	113	122	131	139	148	157
172	103	112	120	129	138	146	155
170	102	111	119	128	136	145	153
168	101	109	118	126	134	143	151
166	100	108	116	125	133	141	149
164	98	107	115	123	131	139	148
162	97	105	113	122	130	138	146
160	96	104	112	120	128	136	144
158	95	103	111	119	126	134	142
156	94	101	109	117	125	133	140
154	92	100	108	116	123	131	139
152	91	99	106	114	122	129	137
150	90	98	105	113	120	128	135

Bien respirer

Pour la course d'endurance à cadence lente, il est conseillé de respirer de manière régulière, par exemple en inspirant sur trois foulées et en expirant également sur trois foulées. À chaque expiration, efforcez-vous d'expulser tout l'air de vos poumons. L'inspiration n'en sera que plus profonde et vous bénéficierez ainsi d'un échange gazeux optimal.

Fréquence, durée, moment

Il n'y a pas de règle générale. Fréquence, durée et heure de la journée dépendent du niveau de condition physique de chacun et des circonstances extérieures – notamment de l'emploi du temps et de l'environnement.

Débutants : deux ou trois fois par semaine

Combien de temps avez-vous tenu au test d'endurance des pages 40-41 ? Êtes-vous sous-entraîné (pas plus de 3 minutes) ou débutant (entre 3 et 12 minutes) ? Il faut alors suivre un programme de mise en condition. Le principe est d'alterner la marche et la course. Passez progressivement de deux à trois sorties par semaine. Votre système cardiovasculaire et votre appareil locomoteur doivent se faire à l'effort. Aussi est-il important de respecter, durant les trois premiers mois au moins, un jour de repos entre chaque sortie.

Moyen set confirmés : augmentation progressive

Les mêmes règles valent également pour le niveau moyen (entre 12 et 30 minutes au test d'endurance) et le niveau confirmé (entre 30 et 45 minutes). Commencez par courir votre temps de test, d'abord deux fois, puis trois fois par semaine, voire quatre fois pour le niveau confirmé. Vous pourrez ensuite augmenter progressivement la durée de vos sorties. Veillez dès lors à brûler environ 2 000 kcal par semaine ou au moins 4 kcal par kg de poids chaque jour (voir tableau page 43). C'est ce qu'il y a de mieux pour votre santé.

CONSEIL :
Point de côté
Pendant une course, s'il vous arrive d'avoir un point de côté, arrêtez-vous et appuyez fermement à l'endroit de la douleur tout en prenant de grandes inspirations et expirations. Autre solution : levez les bras au-dessus de la tête et étirez-vous en inclinant le buste d'un côté, puis de l'autre. Pour éviter les points de côté, il est recommandé de ne pas démarrer sur les chapeaux de roues, ainsi que de conserver une respiration calme et régulière tout au long de la course.

> **CONSEIL :**
> **Courbatures**
> Le surmenage peut provoquer des microblessures au niveau des fibres musculaires, ce qui se traduit par des courbatures. Si cela vous arrive, recourez à des mesures favorisant la circulation sanguine : entraînement très léger pendant quelques jours, bains chauds, douches écossaises, sauna et massages doux.

Aussi longtemps que vous le voulez et le pouvez

Dans un premier temps, la question de la durée des sorties ne se pose pas vraiment, car le manque d'entraînement ne vous permet pas de tenir la distance très longtemps. Mais à mesure que vous progresserez – et perdrez du poids – vous serez capable de courir de plus en plus longtemps. À partir d'un certain niveau, il n'y a rien d'extraordinaire à courir durant 2 heures à cadence lente. On considérait autrefois que la combustion des lipides ne commençait qu'au bout de 30 minutes de course, mais on sait aujourd'hui que les graisses sont brûlées en permanence, même au repos. Dès la première minute de course, le métabolisme commence à transformer les acides gras en énergie, et il ne s'arrête que si l'on va trop vite. Vous pouvez donc choisir la durée qui vous convient.

Gare au surmenage !

Le rapport entre durée et fréquence des sorties doit être équilibré. Vous retrouvez ici les 2 000 kcal par semaine – ou au moins 4 kcal par kg de poids par jour – que vous devez brûler si le sport est pratiqué dans de bonnes conditions. En dépassant ces valeurs, vous courrez un risque de surmenage. Votre corps ne pourra plus suffisamment récupérer, vous vous affaiblirez et, dans le pire des scénarios, vous tomberez malade. Le tableau de la page 43 vous indique le nombre de calories dépensées lors d'une course à cadence lente en fonction de la durée. En multipliant ce nombre par celui des sorties que vous avez faites dans la semaine, vous saurez si vous avez trop ou pas assez couru.

Le bon moment

La vie est certes faite d'obligations et de choses qui n'attendent pas, mais lorsqu'on n'a pas le temps, il faut toutefois le prendre.
Le mieux, si possible, est de courir le matin ou en fin d'après-midi. Les autres moments de la journée s'y prêtent moins. En début d'après-midi, le corps connaît un passage à vide et réclame un peu de répit. Pour lutter contre la fatigue passagère, certaines entreprises autorisent même leurs employés à faire une petite

sieste afin qu'ils soient plus performants ensuite. Courir après 19 heures risque de provoquer des difficultés d'endormissement, car l'effort physique à ce moment de la journée réveille.

Le matin, à jeun
Alors pourquoi ne pas se réveiller avec le chant du coq et sauter dans son survêtement ? Pour les personnes qui souhaitent perdre du poids, faire un jogging avant de prendre le petit-déjeuner présente un grand avantage : le dernier repas remontant à plusieurs heures, les sucres présents dans le sang sont déjà en grande partie assimilés et les stocks sont bien entamés. L'organisme ne dispose donc que des acides gras pour trouver l'énergie nécessaire à l'effort. Outre cela, l'air est meilleur au petit jour que plus tard dans la journée, et la motivation est plus forte qu'en fin d'après-midi, la journée de travail passée.

Léger le matin, plus intensif en fin d'après-midi
Les sportifs de haut niveau s'entraînent en général deux fois par jour. Le matin, ils évitent de mettre trop de pression, car le système immunitaire est alors plus sensible. Mais ne vous inquiétez pas : si vous ne vous surmenez pas, vous ne courez aucun risque.
En fin d'après-midi, le corps est avide d'activité. C'est à ce moment-là que l'entraînement est le plus efficace. En outre, courir permet d'éliminer les hormones de stress accumulées par les cellules dans le courant de la journée.

Le choix du terrain
Si vous en avez la possibilité, courez en forêt ou à la campagne, de préférence à proximité d'un cours d'eau ou d'un lac. Les paysages naturels sont un bienfait pour le corps et l'esprit. Le sol meuble des sous-bois ménage en outre les articulations. Cela ne veut toutefois pas dire qu'il faille éviter l'asphalte à tout prix. Tout dépend de la qualité de vos chaussures (voir pages 62 et suivantes). Sur l'asphalte, il est possible de courir par temps de pluie sans risquer de glisser, comme en forêt ou sur les chemins de campagne.

CONSEIL POUR RÉUSSIR

Le matin, à jeun, les réserves de l'organisme en glycogène (voir page 13) sont vides. Si vous décidez de courir dans cet état, les acides gras ne suffiront pas au métabolisme, lequel, à défaut de sucre, se rabattra sur les acides aminés et les protéines. Ces substances étant indispensables aux muscles et au système immunitaire, il est tout à fait contre-indiqué de les brûler. Prenez donc au moins un grand verre de jus de pomme dilué dans 2/3 d'eau avant de débuter votre entraînement et évitez de courir plus de 30 minutes (dans tous les cas pas, pas plus de 60 minutes).

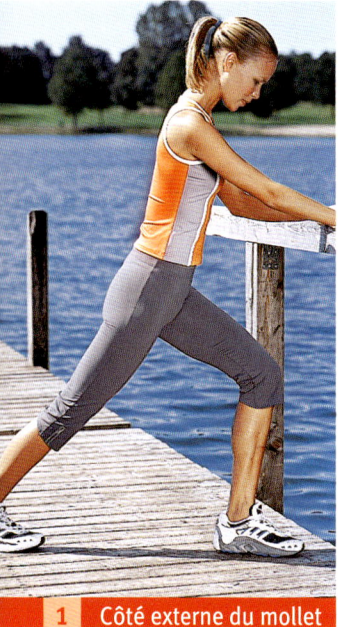

1 Côté externe du mollet

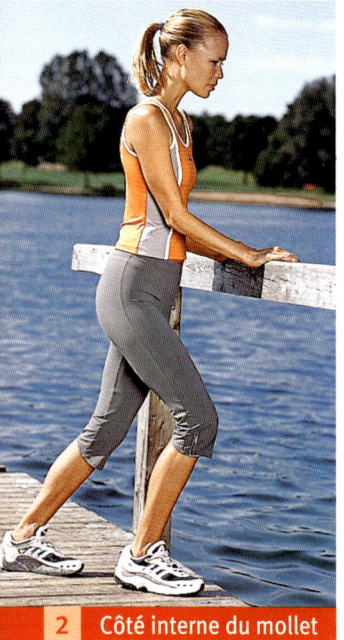

2 Côté interne du mollet

Après la course : étirement et relâchement

De même que vous avez fait quelques exercices de mobilisation avant de commencer pour réveiller vos articulations et activer vos muscles, il faut, une fois la course terminée, faire des étirements pour défaire les tensions. Cela favorise la récupération et optimise donc les effets de l'entraînement. La souplesse fait partie, avec la force, le tonus et la résistance, des quatre qualités d'un muscle. Lorsqu'on ne s'étire pas régulièrement, les muscles souvent sollicités raccourcissent, ce qui peut être cause de douleurs articulaires importantes.

Il n'est pas indispensable de s'étirer tout de suite après la dernière foulée. Il est d'ailleurs préférable de marcher un peu pour laisser la pression retomber et retrouver un rythme respiratoire normal. Vous pouvez même attendre d'être rentré chez vous pour vous y mettre.

Le programme d'étirement proposé ci-après se compose de sept exercices à effectuer debout, à l'intérieur ou à l'extérieur, et de cinq exercices à effectuer allongé, de préférence sur un tapis de gymnastique ou une natte, pour favoriser le relâchement.

Maintenir l'étirement

Les petits mouvements saccadés, autorisés en début d'entraînement pour les exercices de mobilisation, sont ici formellement interdits. Lorsqu'un muscle est étiré trop violemment, il se contracte.

> La meilleure façon de procéder est de rester 20 secondes dans la position dès qu'on ressent un léger étirement, puis de chercher ensuite à aller un peu plus loin.
> L'étirement doit durer en tout au moins 30 secondes.
> Travaillez dans le calme et concentrez-vous sur la sensation d'étirement. Sentez le relâchement s'opérer.

S'étirer et se relâcher debout

Pour chacun des exercices suivants, les deux côtés du corps doivent être étirés – en maintenant à chaque fois la position durant 30 secondes.

Muscles du mollet – côté externe

› Debout, les pieds joints, prenez appui contre un mur avec les mains à hauteur d'épaule, ou contre une rambarde avec les mains à hauteur de bassin.

1 › Reculez une jambe, talon décollé. Dans cette position, tendez-la tout en enfonçant le talon dans le sol. La jambe tendue et le dos forment une seule ligne.

Muscles du mollet – côté interne

› Debout, les pieds joints, prenez appui contre un mur avec les mains à hauteur d'épaule, ou contre une rambarde avec les mains à hauteur de bassin.

2 › Avancez une jambe et déplacez le poids du corps vers l'avant. Dans cette position, fléchissez la jambe arrière de manière à amener le genou dans l'axe des orteils et à avoir du mal à garder le talon au sol.

Devant de la cuisse

› Debout, les pieds joints, fléchissez une jambe par-derrière et attrapez la cheville, puis amenez le pied vers la fesse tout en avançant légèrement le bassin (rétroversion).

3 › Serrez les fesses et gardez les cuisses l'une contre l'autre. Si vous avez des problèmes d'équilibre, prenez appui sur quelque chose.

Arrière de la cuisse

› Debout, les pieds écartés de la largeur du bassin, avancez une jambe de manière à vous retrouver en fente. Dans cette position, descendez le buste sur la jambe avant et passez vos bras autour.

4 › Déplacez le poids du corps sur la jambe arrière tout en la fléchissant et tendez la jambe avant, tout en gardant le buste contre la cuisse.

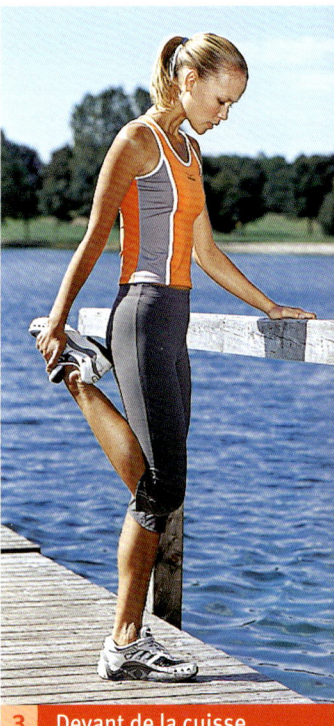
3 Devant de la cuisse

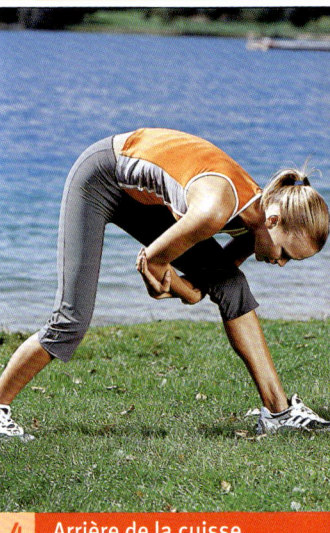
4 Arrière de la cuisse

Fléchisseurs de la hanche

> Debout, les pieds écartés de la largeur du bassin, avancez une jambe de manière à vous retrouver en petite fente.

5 > Dans cette position, fléchissez les deux jambes, le dos droit. Décollez le talon arrière du sol et descendez un peu le bassin sans avancer le genou avant.

Fléchisseurs de la hanche et fessiers

6 > Debout, les pieds joints, levez une jambe fléchie et attrapez le genou des deux mains. Amenez-le le plus possible contre la poitrine. La jambe d'appui est tendue, le dos est droit.

Face latérale du buste

> Debout, les pieds écartés de la largeur du bassin, tendez un bras vers le haut et posez la paume de la main opposée sur le ventre.

7 > Contractez les abdominaux et serrez les fesses, puis inclinez le buste sur le côté.

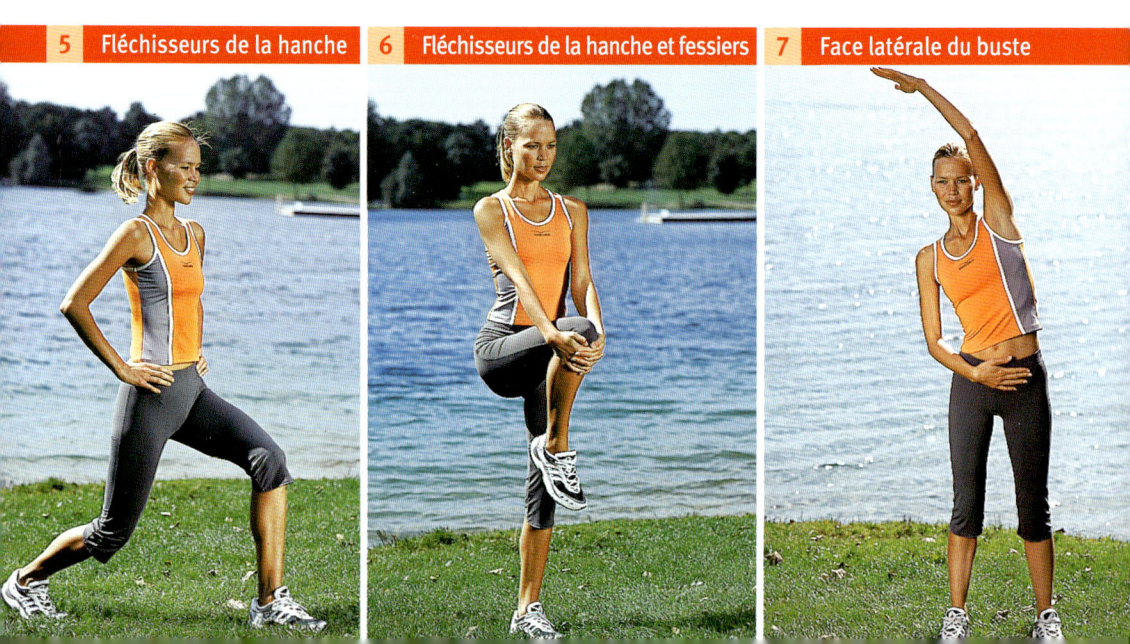

| 5 Fléchisseurs de la hanche | 6 Fléchisseurs de la hanche et fessiers | 7 Face latérale du buste |

Bien courir, maigrir sainement 57

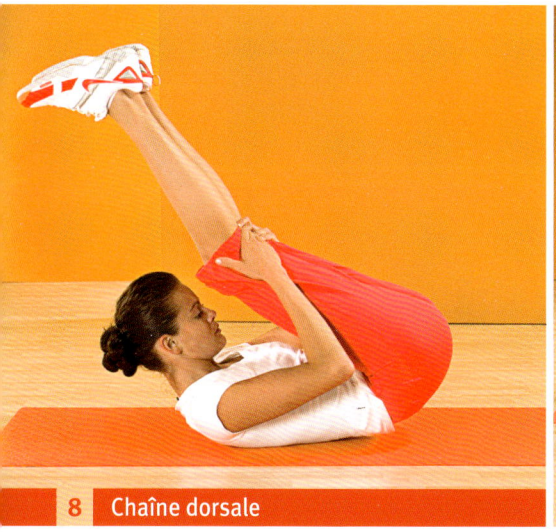

8 Chaîne dorsale

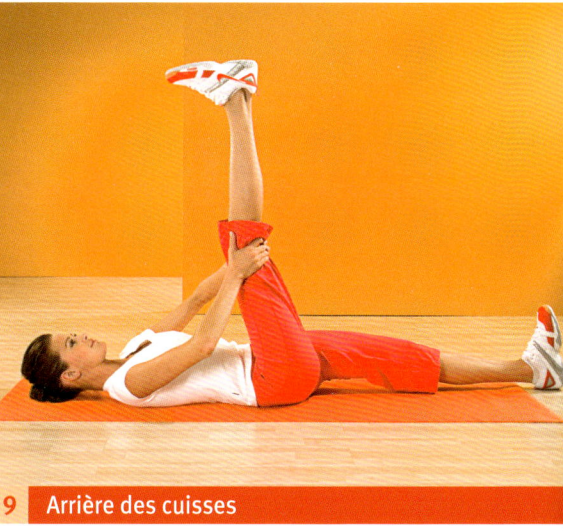

9 Arrière des cuisses

S'étirer et se relâcher en position allongée

Chaîne dorsale
> Allongez-vous sur le dos et attrapez vos cuisses par-derrière, les genoux fléchis et les mains jointes.

8 > Amenez lentement le menton à la poitrine et tendez les jambes.

Arrière des cuisses
> Toujours sur le dos, levez une jambe vers le plafond.

9 > Attrapez l'arrière du genou des deux mains, tendez la jambe et tirez-la vers vous en essayant d'aller le plus loin possible sans la fléchir.

IMPORTANT
N'oubliez pas le deuxième côté ! Maintenez à chaque fois l'étirement pendant 30 secondes.

Fléchisseurs de la hanche 1
> Allongez-vous sur le côté, fléchissez la jambe du dessous et attrapez le genou avec la main du dessus. La tête repose sur le bras du dessous, qui est tendu au sol dans le prolongement du corps. La jambe du dessous est fléchie à 90°, le genou est en contact avec le sol.

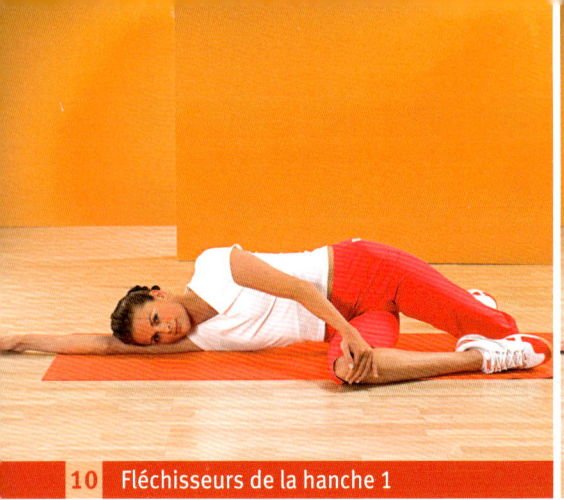 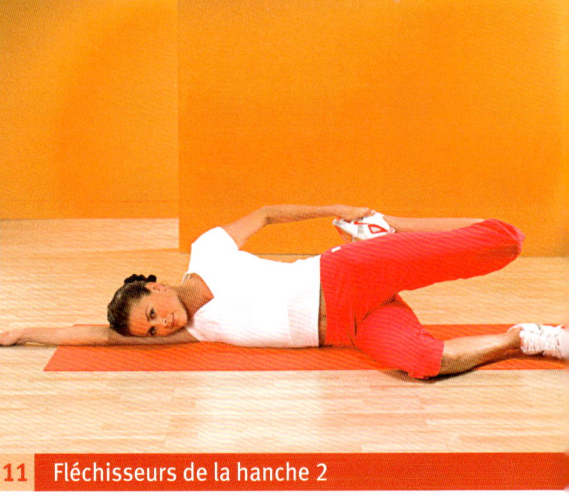

10 Fléchisseurs de la hanche 1   **11** Fléchisseurs de la hanche 2

10 › Dans cette position, amenez le genou du dessus vers la poitrine, tout en étirant le plus possible la hanche opposée.

ATTENTION : le bassin ne doit pencher ni vers l'avant ni vers l'arrière.

Fléchisseurs de la hanche 2

› Toujours allongé sur le côté, fléchissez les deux jambes à 90° et attrapez le pied de dessus avec la main de dessus. La cuisse est parallèle au sol, dans l'axe du corps. Pour assurer l'équilibre, amenez vers vous le genou du dessous en fléchissant la hanche qui est en contact avec le sol. La tête repose sur le bras du dessous, qui est au sol et tendu dans le prolongement du corps.

11 › Dans cette position, amenez le pied vers la fesse, hanche en extension maximale.

Adducteurs

› Replacez-vous sur le dos et placez les genoux sur la poitrine, les jambes fléchies. Attrapez un genou avec la main correspondante et tirez-le vers l'épaule en ouvrant la jambe.

12 › Tendez l'autre jambe sur le côté et maintenez l'équilibre en exerçant une pression suffisante sur le genou fléchi. Dans cette position, laissez la jambe tendue descendre lentement vers le sol.

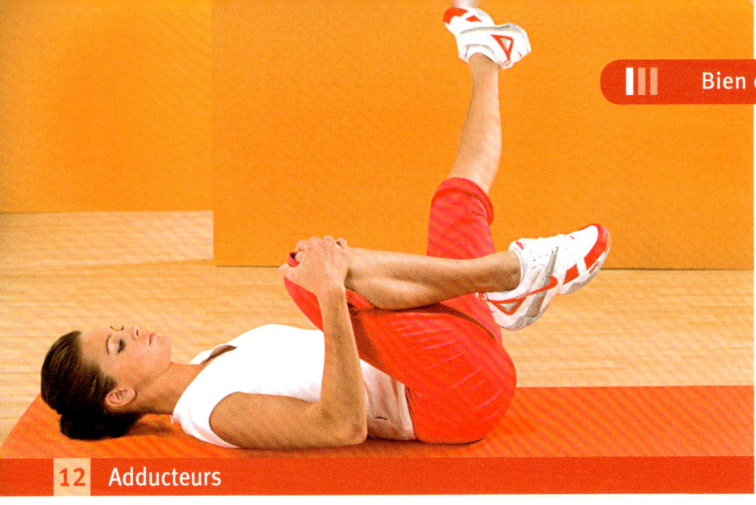

12 Adducteurs

Lorsque le cœur n'y est pas

Se mettre au jogging est généralement une chose assez facile. Mais il peut arriver par la suite que la motivation ne soit pas toujours au rendez-vous, une force invisible vous attirant par exemple vers le canapé. Voici ce qu'il vous faut pour remédier à cela :

> des objectifs clairs et réalisables ;
> un planning clairement établi ;
> un arsenal de bons arguments à portée de main contre les prétextes classiques ;
> une bonne dose de patience et de persévérance.

Il peut se passer jusqu'à un an avant que le paresseux ou la faignante qui sommeille en chacun de nous se taise complètement et que nos bonnes résolutions se soient vraiment muées en changement de comportement.

Je suis ce que je pense

Pour perdre du poids en courant, la motivation ne peut venir que de vous. L'intime conviction qu'il faut maigrir, retrouver la forme et être plus performant est votre moteur. N'attendez pas des autres qu'ils vous motivent. Tout ce qu'ils peuvent faire, c'est vous encourager.
Ce que nous pensons, le plaisir que nous éprouvons à bouger et la manière dont nous le faisons dépend beaucoup de nos humeurs, de nos sentiments. Il est toutefois prouvé qu'il est possible d'influer sur son humeur par la volonté et par l'autosuggestion.

UNE TRANSFORMATION ÉTONNANTE

Connaissez-vous l'histoire de l'étonnante métamorphose de Joschka Fischer, l'ancien ministre allemand des Affaires étrangères ? Au milieu des années 1990, il décida un beau jour de changer de mode de vie et se mit au jogging. Sa première sortie fut de faire le tour du Bundestag (le Parlement allemand), soit environ 500 m. Et il troqua rapidement sa silhouette massive contre celle, effilée, du coureur de fond qu'on lui connaît aujourd'hui, cela malgré de nombreuses erreurs : selon ses propres dires, Fischer courait souvent beaucoup trop vite.
Ne tombez pas dans le même travers. Le nombre de kilomètres parcourus en telle ou telle durée n'a, pour commencer, aucune importance. Dans un premier temps, la seule chose qui compte est la façon dont vous courez. Vous trouverez pages 67 et suivantes des programmes adaptés à votre niveau.
En tout cas, Joschka Fischer a très bien fait de choisir le jogging et de changer son alimentation de fond en comble. Cela lui a en effet permis de perdre 35 kg, sans en reprendre un seul !

Vous pouvez donc travailler sur votre mental, vous « programmer » pour le succès en quelque sorte. Par des représentations et une disposition d'esprit contructives, vous vous forgerez une image positive de vous-même et créerez ainsi une dynamique.
Gardez toujours présente à l'esprit la raison pour laquelle vous courez, pensez à votre but, réfléchissez à la meilleure manière de l'atteindre. Dites-vous que la voie de la réussite peut être longue, mais qu'elle vaut toujours la peine d'être empruntée. Pensez aux kilos qu'on perd nécessairement en courant tranquillement et régulièrement.

Astuces pour tenir bon

Faites en sorte que le jogging devienne une habitude. Ne cédez pas à la petite voix intérieure qui essaye de vous persuader qu'« aujourd'hui, non ». Enfilez vos chaussures de course et mettez-vous en route. Après, vous serez content. Voici quelques astuces pour avoir raison du paresseux ou de la faignante qui sommeille en vous :

> Fixez-vous des objectifs à long terme – et faites le chemin par petites étapes facilement accessibles (voir également « Conseil pour réussir » page 11). Pour cela, il faut bien sûr un peu d'autodiscipline, mais avec des objectifs réalistes et des étapes raisonnables, vous éviterez à coup sûr de tomber dans le piège de vous dire « de toute façon, je n'y arriverai pas ». Ce n'est donc pas une montagne qui se dresse devant vous, mais un escalier élégant aux marches planes.
> Prenez tout le temps dont vous avez besoin, de manière à éviter le stress. Le plaisir donne toujours envie de plus, mais exige qu'on récupère entre deux étapes.
> Évitez la monotonie. La routine lasse. Variez les parcours, les distances et les cadences.
> Courez avec des amis. Le fait d'avoir rendez-vous est un bon antidote à la paresse.
> Notez de temps en temps vos impressions et un certain nombre de données en rapport avec l'entraînement (durée des sorties, pouls au repos, pouls à l'effort, poids et masse graisseuse). Le fait de constater vos progrès vous aidera à maintenir le cap. L'un des avantages du jogging est que sa pratique ne nécessite pas d'équipement particulier, mis à part, bien entendu, de bonnes chaussures de course. Elles doivent être adaptées à votre pied, à votre style de course, à votre poids et à votre masse graisseuse.
> Faites-vous des petits plaisirs pour vous récompenser de préférence, pas de grand buffet, mais plutôt un long week-end dans un endroit agréable, un séjour en thalasso, une sortie au cinéma ou toute autre chose dont vous avez envie et que vous n'avez pas souvent l'occasion de faire.

CONSEIL POUR RÉUSSIR

À partir d'aujourd'hui, remplacez vos pensées négatives par des pensées positives. Par exemple, ne dites pas :

> « Je n'ai pas le temps », mais « je prends le temps nécessaire pour améliorer ma condition physique en courant ».
> « Je me sens sans énergie », mais « courir va me réveiller et me donner du tonus ».
> « Il faut que je fasse mon jogging », mais « je veux courir et j'ai la chance de pouvoir le faire ».
> « Ça va trop lentement pour moi », mais « tout progrès, même minime, est bon à prendre ».
> « J'ai l'air bête quand je cours », mais « je maigris et mon style s'améliore de jour en jour ».

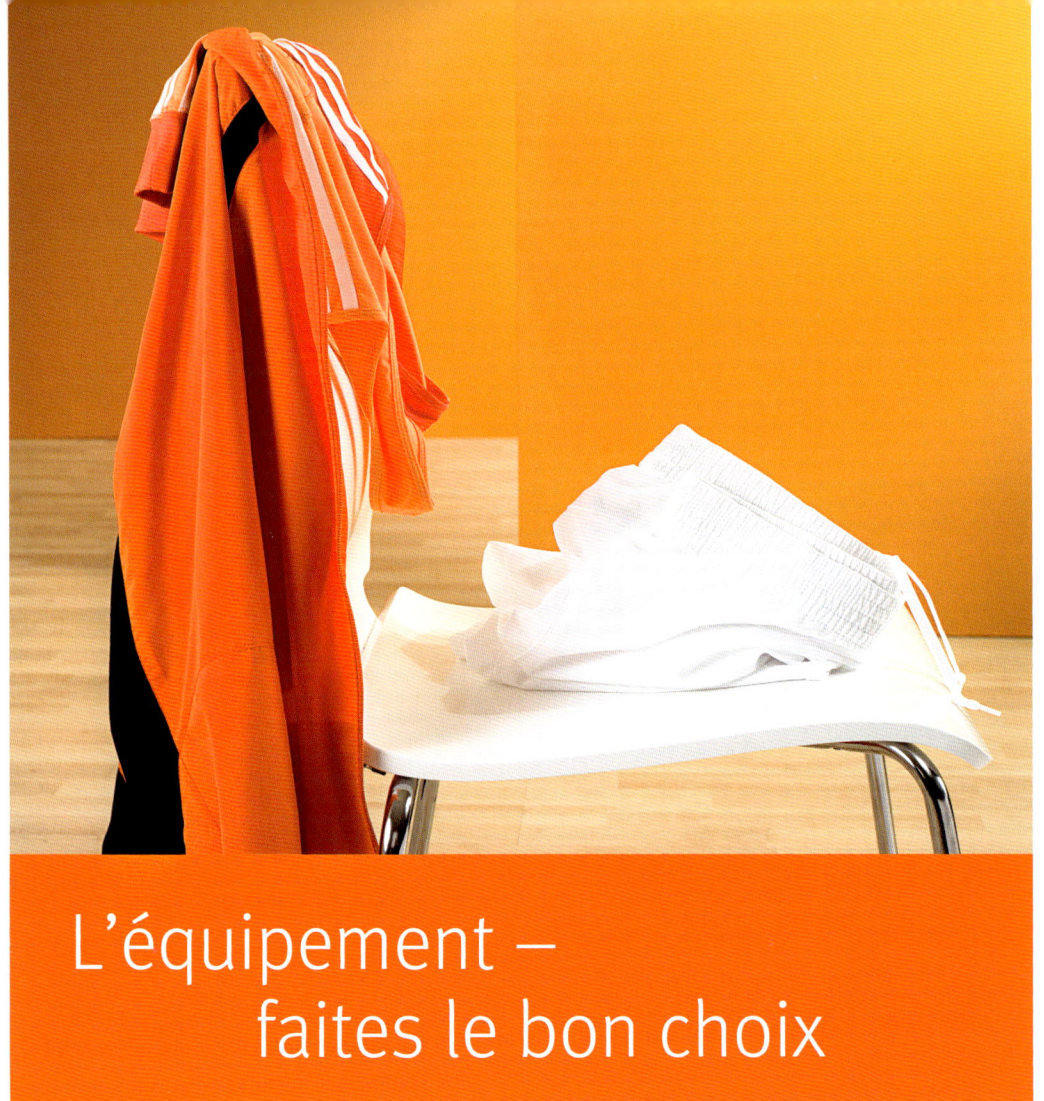

L'équipement – faites le bon choix

L'un des avantages du jogging est que sa pratique ne nécessite pas d'équipement particulier, à l'exception, bien entendu, d'une bonne paire de chaussures.

Des chaussures de course qui conviennent

Les chaussures sont le principal partenaire du joggeur. Elles vont vous accompagner par monts et par vaux. Elles doivent être parfaitement adaptées à vos pieds, à votre façon de courir et à votre corpulence.

N'achetez que chez un spécialiste

L'achat de chaussures de course nécessite qu'on y consacre suffisamment de temps et d'attention. Faites-le plutôt l'après-midi, lorsque vos pieds sont un peu gonflés, comme quand on court. Rendez-vous dans un magasin spécialisé et demandez conseil à quelqu'un qui s'y connaît bien en course à pied. Beaucoup de détaillants sont aujourd'hui équipés d'appareils d'analyse sur tapis roulant avec vidéo-capteurs. Cela est utile, mais pas indispensable. En revanche, rien ne remplace le conseil. Un vendeur compétent se reconnaît aux questions qu'il pose. Il doit normalement vous interroger sur votre poids, le type de sol sur lequel vous pratiquez et la cadence à laquelle vous courez, ainsi que sur la fréquence et la durée de vos sorties. Il est également important qu'il se renseigne sur votre style de course, la forme de votre pied et la façon dont vous le dérouler.

Si ce sont vos premières chaussures de course, prenez avec vous une paire de tennis ou de baskets usagée. En l'examinant, le vendeur pourra déjà tirer quelques conclusions concernant le maintien et l'amorti dont vous avez besoin.

Essayez calmement

Alors que l'analyse de la démarche assistée par ordinateur est contestée par certains experts, tous sont d'accord sur une chose : lors de l'achat, il faut essayer plusieurs paires et parcourir une centaine de mètres dans le magasin avec les chaussures aux pieds. Certaines boutiques spécialisées acceptent même de reprendre les chaussures qui ne donnent pas satisfaction dans un délai raisonnable.

Par ailleurs, il est important de savoir qu'une chaussure de course doit être plus grande qu'une chaussure de ville. Il doit rester une largeur de pouce entre l'extrémité du gros

CONSEIL : Chaussure à son pied
Si vous ne savez pas encore si vous avez les pieds normaux, plats ou creux, faites analyser votre type de pied dans un magasin de sport. Cela est important, car il existe différents types de chaussures en fonction du pied :
> La meilleure chaussure pour pieds normaux est construite autour d'une arche de maintien légèrement courbée (l'intérieur est concave). Sa principale qualité doit être la stabilité.
> Les pieds plats se caractérisent par une voûte plantaire affaissée qui a besoin d'être soutenue par une semelle intermédiaire empêchant la pronation excessive. Les chaussures adaptées conviennent également aux personnes fortes.
> Les pieds creux, avec leur voûte très concave, manquent de l'amorti nécessaire pour faire face aux impacts. Il leur faut donc des chaussures souples et présentant un excellent amorti.

fermement en place et protège ainsi le tissu mammaire, particulièrement fragile. La matière doit être élastique, sauf sous les corbeilles. Les fibres naturelles ne conviennent pas. Choisissez des microfibres qui respirent.

Short ou collant ?

Il existe deux types de shorts de course, moulants ou flottants. Les shorts de la seconde catégorie ont souvent un slip intégré. Si vos jambes ont tendance à frotter l'une contre l'autre lorsque vous courez, mieux vaut porter un short moulant arrivant à mi-cuisses. Lorsqu'il fait frais et humide, le port d'un collant de course est préférable.

Avec ou sans manches ?

Selon la température qu'il fait, le maillot peut être à manches longues, à manches courtes, sans manches ou à bretelles. Peu importe, pourvu que le tissu soit respirant et non pas absorbant comme le coton.

Paré contre les intempéries

En cas d'intempéries, pas question de sortir sans une veste, même si c'est pour aller courir. Celle-ci doit être à l'épreuve du vent et de la pluie, « respirante » et de préférence munie d'une capuche. Des gants fins en laine ou en matière synthétique peuvent s'avérer utiles en cas de froid intense. Si vous avez froid aux oreilles, il faut porter un bandeau frontal, voire un bonnet, car c'est par la tête que s'échappent les deux tiers de la chaleur du corps.

Technique de l'oignon

La sensibilité au chaud et au froid est très variable d'une personne à une autre. Habillez-vous de manière à vous sentir à l'aise. Dans le doute, mieux vaut prévoir un peu trop, quitte à en retirer en cours de route. Mais évitez les extrêmes. Il n'y a aucun intérêt à simuler une séance de sauna ni à courir à moitié nu par moins dix degrés. Adopter la technique de l'oignon : mettez plusieurs couches de vêtements que vous pourrez enlever et remettre comme bon vous semblera.

CONSEIL

À la tombée de la nuit ou en cas de brouillard, la visibilité des automobilistes est réduite, et les bandes réfléchissantes de vos chaussures ne suffisent pas à vous protéger. Aussi est-il vivement conseillé de porter un gilet réfléchissant par-dessus vos vêtements ou des bandes lumineuses avec Velcro sur les manches de votre veste et les jambes de votre pantalon.

N'achetez que chez un spécialiste

L'achat de chaussures de course nécessite qu'on y consacre suffisamment de temps et d'attention. Faites-le plutôt l'après-midi, lorsque vos pieds sont un peu gonflés, comme quand on court. Rendez-vous dans un magasin spécialisé et demandez conseil à quelqu'un qui s'y connaît bien en course à pied. Beaucoup de détaillants sont aujourd'hui équipés d'appareils d'analyse sur tapis roulant avec vidéo-capteurs. Cela est utile, mais pas indispensable. En revanche, rien ne remplace le conseil. Un vendeur compétent se reconnaît aux questions qu'il pose. Il doit normalement vous interroger sur votre poids, le type de sol sur lequel vous pratiquez et la cadence à laquelle vous courez, ainsi que sur la fréquence et la durée de vos sorties. Il est également important qu'il se renseigne sur votre style de course, la forme de votre pied et la façon dont vous le dérouler.

Si ce sont vos premières chaussures de course, prenez avec vous une paire de tennis ou de baskets usagée. En l'examinant, le vendeur pourra déjà tirer quelques conclusions concernant le maintien et l'amorti dont vous avez besoin.

Essayez calmement

Alors que l'analyse de la démarche assistée par ordinateur est contestée par certains experts, tous sont d'accord sur une chose : lors de l'achat, il faut essayer plusieurs paires et parcourir une centaine de mètres dans le magasin avec les chaussures aux pieds. Certaines boutiques spécialisées acceptent même de reprendre les chaussures qui ne donnent pas satisfaction dans un délai raisonnable.

Par ailleurs, il est important de savoir qu'une chaussure de course doit être plus grande qu'une chaussure de ville. Il doit rester une largeur de pouce entre l'extrémité du gros

CONSEIL : Chaussure à son pied

Si vous ne savez pas encore si vous avez les pieds normaux, plats ou creux, faites analyser votre type de pied dans un magasin de sport. Cela est important, car il existe différents types de chaussures en fonction du pied :

> La meilleure chaussure pour pieds normaux est construite autour d'une arche de maintien légèrement courbée (l'intérieur est concave). Sa principale qualité doit être la stabilité.
> Les pieds plats se caractérisent par une voûte plantaire affaissée qui a besoin d'être soutenue par une semelle intermédiaire empêchant la pronation excessive. Les chaussures adaptées conviennent également aux personnes fortes.
> Les pieds creux, avec leur voûte très concave, manquent de l'amorti nécessaire pour faire face aux impacts. Il leur faut donc des chaussures souples et présentant un excellent amorti.

> **IMPORTANT**
> Si vous pesez plus de 75 kg, il vous faut des chaussures offrant un bon maintien et un bon amorti. Plus on est lourd, plus le degré de rigidité de la semelle intermédiaire, normalement indiqué par le fabricant, doit être élevé.

orteil et le bout de la chaussure (faites l'essai avec les chaussettes que vous porterez pour courir). En revanche, la chaussure doit être bien ajustée dans la partie la plus large du pied et au niveau du talon, mais surtout ne pas serrer.

Investissement à long terme
L'argent ne doit entrer en ligne de compte qu'à la fin. Choisissez la chaussure dans laquelle vous vous sentez le plus à l'aise. En définitive, c'est toujours ce qu'il y a de plus rentable. Aussi, attention aux soldes et offres exceptionnelles ! Si les chaussures n'offrent pas les qualités requises, vous n'y trouverez pas votre compte.
Une chaussure de course doit avoir un amorti satisfaisant, car l'appareil locomoteur est continuellement soumis à des ondes de choc durant la course. Il faut aussi qu'elle offre un certain maintien afin d'éviter que la cheville se torde. Si vous avez le pied creux ou plat, ou d'autres problèmes orthopédiques, par exemple un valgus ou un kyste synovial, le mieux est de confier vos chaussures de course à un chausseur orthopédiste qui les adaptera sur mesure.

La tenue adéquate

Mis à part l'orage, ce qu'on a coutume d'appeler « mauvais temps », et qui est très subjectif, ne constitue pas une excuse valable pour rester chez soi. Si vous faites les choses sérieusement, vous devez vous constituer progressivement une petite garde-robe de vêtements fonctionnels adaptés au jogging. Vous réaliserez rapidement combien il est agréable de courir dans une tenue adéquate, quelles que soient la météo et la saison. La plupart des vêtements de sport sont aujourd'hui composés à 100 % de fibres synthétiques. Le coton n'est plus utilisé, car il emmagasine l'humidité, que ce soit la pluie ou la transpiration, et ne la laisse s'évaporer que très lentement, ce qui augmente le risque de refroidissement.

Régulation thermique
La concurrence qui fait rage depuis quelques années dans le monde des articles de sport nous a valu de meilleures chaussures

de course, mais aussi de nouvelles matières textiles correspondant mieux à notre besoin d'aventure et de grand air.
Celles-ci ont des propriétés étonnantes qui en font presque une seconde peau. Elles sont légères et épousent la forme du corps, sont à l'épreuve de la pluie, protègent du vent et dissipent la chaleur et la transpiration. Pour toutes ces raisons, ces nouvelles fibres sont dites « thermorégulatrices ». La peau reste sèche et il n'y a pas de risque de concentration de chaleur ni de refroidissement lié à l'évaporation. On se sent tout simplement bien, même en plein effort.

Sous-vêtements

Avec ou sans ? Voilà la question, du moins en ce qui concerne le bas. Certains préfèrent porter un short avec slip intégré ou simplement un short cycliste (voir page 66), d'autres se sentent mieux avec un vrai slip. Si c'est votre cas, veillez à ce que le tissu contienne le moins de coton possible, afin de bénéficier d'une bonne thermorégulation.

Le soutien-gorge

Le port d'un bon soutien-gorge de sport, avec bretelles croisées et armatures sous les corbeilles, permet de maintenir les seins

---

CONSEIL : Vêtements près du corps pour éviter les irritations dues aux frottements

Même si vous vous sentez en général plus à l'aise dans les vêtements amples qui cachent les rondeurs, faites une exception afin d'éviter certains désagréments.

➤ Mettez un haut étroit à manches serrées pour que les frottements se fassent au niveau des tissus, entre eux, non entre le tissu et la peau. Si vous ne voulez vraiment pas vous montrer en T-shirt moulant, enfilez quelque chose de plus ample par-dessus.

➤ Les jambes du pantalon doivent être serrées au niveau des cuisses, car c'est le seul moyen d'éviter l'irritation due au frottement des cuisses entre elles.

fermement en place et protège ainsi le tissu mammaire, particulièrement fragile. La matière doit être élastique, sauf sous les corbeilles. Les fibres naturelles ne conviennent pas. Choisissez des microfibres qui respirent.

Short ou collant ?

Il existe deux types de shorts de course, moulants ou flottants. Les shorts de la seconde catégorie ont souvent un slip intégré. Si vos jambes ont tendance à frotter l'une contre l'autre lorsque vous courez, mieux vaut porter un short moulant arrivant à mi-cuisses. Lorsqu'il fait frais et humide, le port d'un collant de course est préférable.

Avec ou sans manches ?

Selon la température qu'il fait, le maillot peut être à manches longues, à manches courtes, sans manches ou à bretelles. Peu importe, pourvu que le tissu soit respirant et non pas absorbant comme le coton.

Paré contre les intempéries

En cas d'intempéries, pas question de sortir sans une veste, même si c'est pour aller courir. Celle-ci doit être à l'épreuve du vent et de la pluie, « respirante » et de préférence munie d'une capuche. Des gants fins en laine ou en matière synthétique peuvent s'avérer utiles en cas de froid intense. Si vous avez froid aux oreilles, il faut porter un bandeau frontal, voire un bonnet, car c'est par la tête que s'échappent les deux tiers de la chaleur du corps.

Technique de l'oignon

La sensibilité au chaud et au froid est très variable d'une personne à une autre. Habillez-vous de manière à vous sentir à l'aise. Dans le doute, mieux vaut prévoir un peu trop, quitte à en retirer en cours de route. Mais évitez les extrêmes. Il n'y a aucun intérêt à simuler une séance de sauna ni à courir à moitié nu par moins dix degrés. Adopter la technique de l'oignon : mettez plusieurs couches de vêtements que vous pourrez enlever et remettre comme bon vous semblera.

CONSEIL

À la tombée de la nuit ou en cas de brouillard, la visibilité des automobilistes est réduite, et les bandes réfléchissantes de vos chaussures ne suffisent pas à vous protéger. Aussi est-il vivement conseillé de porter un gilet réfléchissant par-dessus vos vêtements ou des bandes lumineuses avec Velcro sur les manches de votre veste et les jambes de votre pantalon.

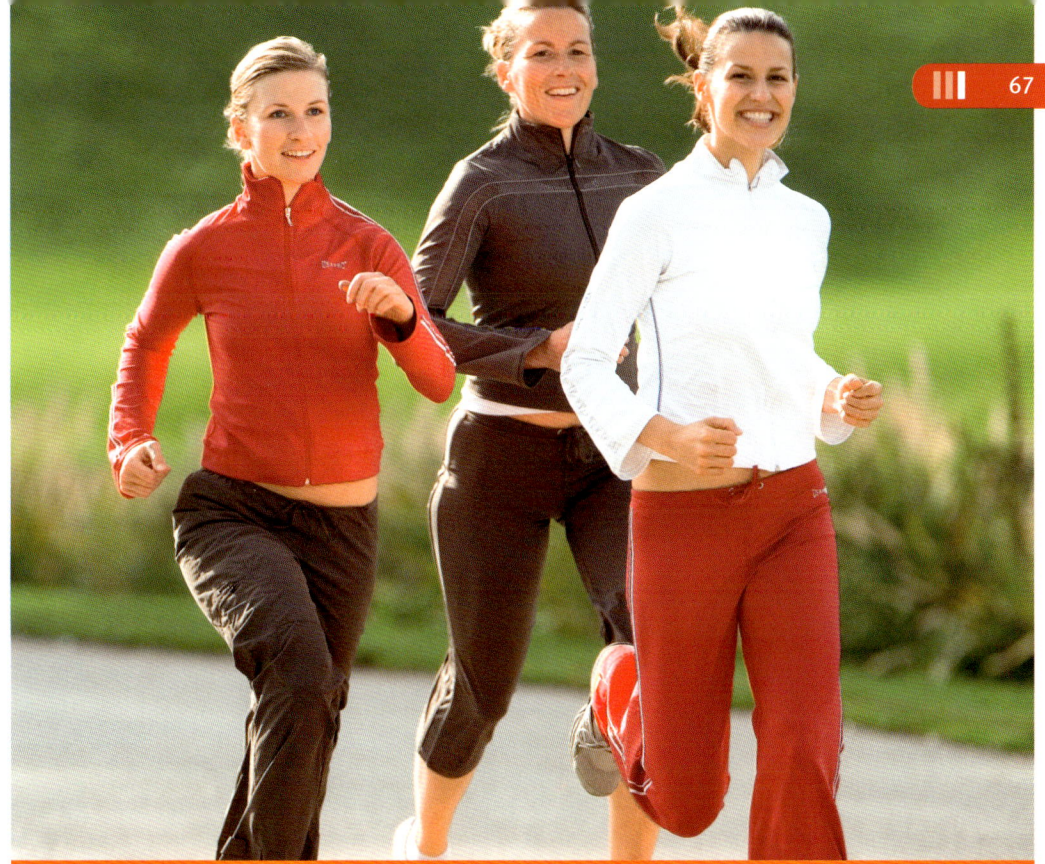

Programmes pour joggeurs débutants et confirmés

Votre endurance est en dessous de la moyenne et vous souhaitez y remédier, perdre du poids et améliorer votre condition physique ? Vous avez frappé à la bonne porte. Dès que votre médecin vous aura donné le feu vert, vous pourrez vous lancer. Le programme sur 3 mois proposé pages 70 et 71 vous permettra de vous initier progressivement au jogging. Si vous êtes déjà un peu entraîné ou que vous souhaitez progresser plus vite, rien ne vous empêche de passer directement au niveau supérieur (voir page 71).

Début progressif : de la marche à la course

Le programme de course des pages 70 et 71 repose essentiellement sur l'alternance entre marche et course, avec une augmentation progressive de la proportion de course.

Marche rapide – préparation idéale au jogging

La marche rapide, actuellement très à la mode, est un excellent sport d'endurance, même pour les personnes souffrant de surcharge pondérale ou de problèmes articulaires, car les risques de surmenage et de blessures sont quasiment nuls.

La marche rapide se distingue de la simple promenade par le but recherché. Il ne s'agit pas de flâner le nez en l'air, mais de marcher à une cadence soutenue en utilisant non seulement les jambes, mais aussi les bras, cela dans le but d'améliorer sa condition physique.

› Faites des sorties de 30 à 40 minutes, à intervalle de plus en plus rapproché, puis sur une base quotidienne. Pour cela, pas besoin de vous mettre à chaque fois en tenue. Il vous suffit d'accélérer le pas en allant faire vos courses ou pour attraper votre bus.

Modulation selon les performances

La gradation du programme proposé pages 70 et 71 se fonde sur le test d'endurance de la page 41.

› Si vous avez tenu moins de 3 minutes, il faut commencer par la semaine 1 du programme de mise en condition pour joggeur débutant.
› Si vous avez tenu entre 3 et 12 minutes, vous pouvez passer directement à la semaine 6, 7, voire 8.
› Entre 12 et 30 minutes, commencez par la semaine 12.

Dépense d'énergie par discipline

Voici le nombre de calories (en kcal) dépensées en moyenne par heure dans différents sports de loisir :

Activité	50 kg	70 kg	90 kg
Aérobic	315	441	567
Course à pied (1 à 5 km)	624	874	1 123
Fitness (entraînement mixte)	555	777	999
Football	396	554	713
Marche en montagne avec sac à dos	300	420	540
Marche rapide	320	462	594
Musculation	348	487	626
Natation (longueurs)	468	655	842
Roller en ligne	357	500	643
Ski de fond	459	643	826
Vélo (25 km/h)	510	714	918

Variantes pour joggeurs confirmés

Après vous être entraîné régulièrement pendant quelques mois, vous constaterez que courir vous paraît de plus en plus facile. En courant 30 minutes ou plus, au moins trois fois par semaine, du débutant que vous étiez, vous êtes devenu un joggeur accompli. Vous aimez courir et cela vous manquerait si vous en étiez privé.

Combinez, variez

Pour progresser encore, la règle reste la même : d'abord la fréquence, puis la durée et enfin l'intensité. D'après les experts sportifs, c'est en courant trois ou quatre fois par semaine que le jogging est le plus bénéfique pour la santé par rapport au temps passé. Mais votre entraînement ne sera que plus efficace et distrayant si vous alternez différents types de travail, comme, par exemple, la course d'endurance à cadence lente, la course d'endurance en aérobie, le travail fractionné et les montées/descentes (voir aussi pages 33 et 34).

Le roller en ligne, le vélo et le ski de fond complètent également très bien le jogging.

Le travail fractionné

Ces derniers mois, vous avez suffisamment travaillé votre endurance pour vous permettre de tester, si vous en avez envie, ce qui est considéré par certains experts sportifs comme étant la méthode la plus efficace pour perdre du poids : le travail fractionné.

Il s'agit de courir en alternant de manière très rapprochée les cadences rapides et les cadences lentes, c'est-à-dire les phases d'effort soutenu et celles de récupération, afin de stimuler au maximum le métabolisme, dont dépend en définitive la combustion des graisses.

Mais ce genre de performance doit rester exceptionnel. Revenez le plus vite possible à la course d'endurance à cadence lente, c'est-à-dire en conservant un excédant d'oxygène (pas d'essoufflement), car elle constitue la base de votre endurance.

CONSEIL :
La compétition

Si vous en avez envie, rien ne vous empêche d'aller plus loin que le simple jogging. Par exemple, vous pouvez prendre part, sans préparation particulière et pour le simple plaisir, à un semi-marathon. Pour le marathon complet, il vous faudra peut-être un peu plus de patience, mais cela est tout à fait réalisable. Il existe quantité de plans d'entraînement efficaces. Quoi qu'il arrive, suivez la véritable maxime olympique « le principal est de participer », c'est-à-dire atteindre la ligne d'arrivée, quel que soit le temps que vous mettez. Avoir l'objectif de faire le marathon peut aussi être une bonne motivation pour se tenir à son travail d'endurance sur le long terme. Renseignez-vous auprès de coureurs de fond et d'entraîneurs expérimentés.

Programme pour débutants

Durée de course : 0 à 3 minutes

Semaine 1   2 sorties   Durée de chaque sortie : 15 à 20 minutes

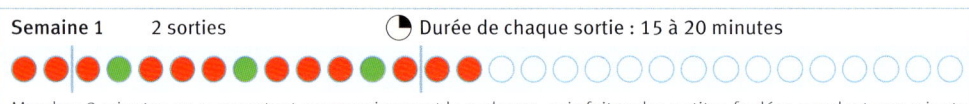

Marchez 3 minutes en augmentant progressivement la cadence, puis faites des petites foulées pendant une minute. Revenez ensuite à la marche en diminuant progressivement la cadence.

Semaine 2   2 sorties   Durée de chaque sortie : 15 à 20 minutes

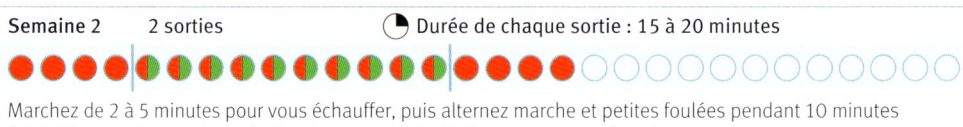

Marchez de 2 à 5 minutes pour vous échauffer, puis alternez marche et petites foulées pendant 10 minutes (20 à 30 secondes de chaque). Marchez ensuite de 2 à 5 minutes pour récupérer.

Semaine 3   2 à 3 sorties   Durée de chaque sortie : 20 minutes

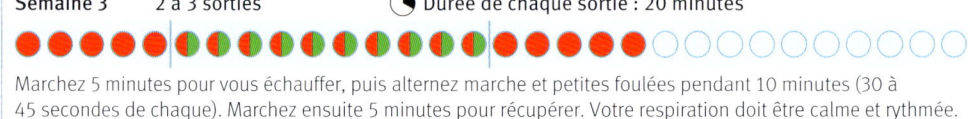

Marchez 5 minutes pour vous échauffer, puis alternez marche et petites foulées pendant 10 minutes (30 à 45 secondes de chaque). Marchez ensuite 5 minutes pour récupérer. Votre respiration doit être calme et rythmée.

Semaine 4   2 à 3 sorties   Durée de chaque sortie : 20 minutes

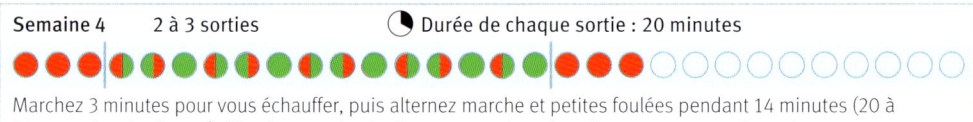

Marchez 3 minutes pour vous échauffer, puis alternez marche et petites foulées pendant 14 minutes (20 à 30 secondes de chaque). Marchez ensuite 3 minutes pour récupérer. Conservez une cadence lente.

Semaine 5   2 à 3 sorties   Durée de chaque sortie : 20 minutes

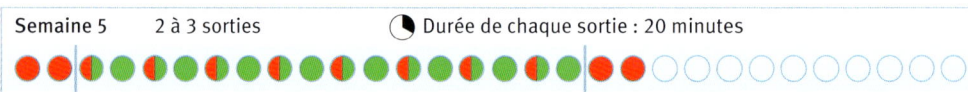

Marchez 2 minutes pour vous échauffer, puis alternez marche et petites foulées pendant 16 minutes (1 à 1,5 minute de chaque). Marchez ensuite 2 minutes pour récupérer. Votre FCE doit correspondre à environ 60 % de votre FCM.

Semaine 6   2 à 3 sorties   Durée de chaque sortie : 25 minutes

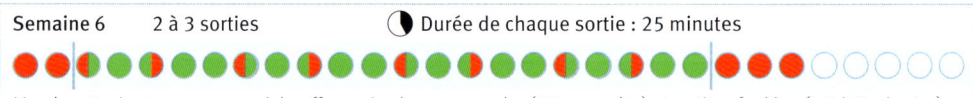

Marchez 2 minutes pour vous échauffer, puis alternez marche (30 secondes) et petites foulées (1,5 à 2 minutes) pendant 20 minutes. Marchez ensuite 3 minutes pour récupérer.

Semaine 7   2 à 3 sorties   Durée de chaque sortie : 25 minutes

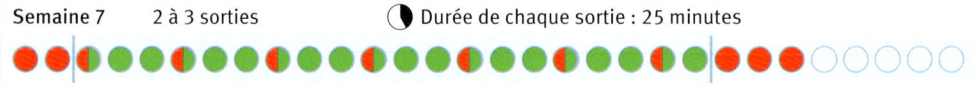

Courez 2 minutes pour vous échauffer, puis alternez marche (30 à 45 secondes) et petites foulées (2 à 3 minutes) pendant 20 minutes. Marchez ensuite 3 minutes pour récupérer. Votre FCE doit correspondre à environ 65 % de votre FCM.

Programmes pour joggeurs débutants et confirmés

Programme d'approfondissement

Pour niveau débutant (passage de 3 à 12 minutes)

Semaine 8   2 à 3 sorties   Durée de chaque sortie : 30 minutes

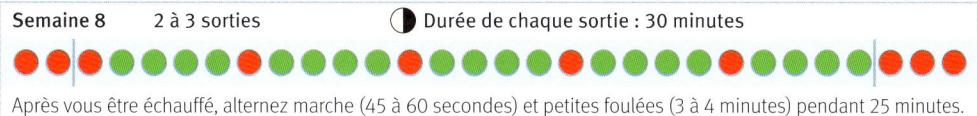

Après vous être échauffé, alternez marche (45 à 60 secondes) et petites foulées (3 à 4 minutes) pendant 25 minutes. Marchez ensuite 3 minutes pour récupérer. Vous courez déjà 4 minutes sans vous arrêter !

Semaine 9   2 à 3 sorties   Durée de chaque sortie : 30 minutes

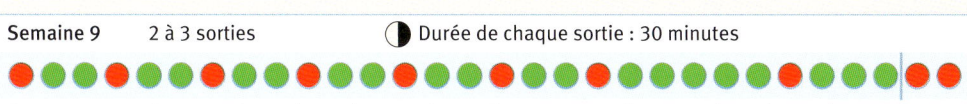

Commencez par alterner 1 minute de marche et 2 minutes de course, puis alternez 1 minute de marche et 5 minutes de course. Revenez enfin à 1 minute de marche et 3 minutes de course, puis marchez 2 minutes pour récupérer.

Semaine 10   3 sorties   Durée de chaque sortie : 30 minutes

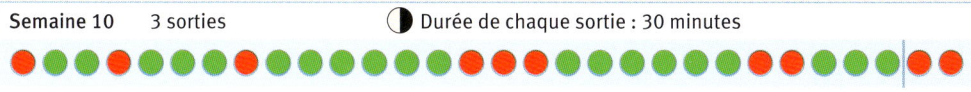

Pour votre première sortie, marchez et courez comme indiqué ci-dessus. Lors de la 2e sortie, courez 7 minutes dans le 3e bloc, et marchez une minute de moins à la fin. Faites la même chose lors de votre 3e sortie en prolongeant le 4e bloc.

Semaine 11   3 sorties   Durée de chaque sortie : 30 minutes

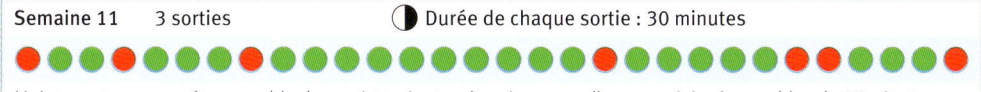

Maintenant que vous êtes capable de courir 7 minutes de suite, vous allez pouvoir insérer un bloc de 10 minutes au milieu de vos sorties. Vous courez 10 minutes sans vous arrêter !

Semaine 12   3 sorties   Durée de chaque sortie : 30 à 40 minutes

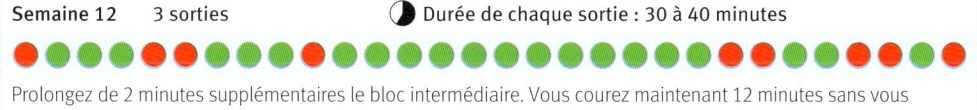

Prolongez de 2 minutes supplémentaires le bloc intermédiaire. Vous courez maintenant 12 minutes sans vous arrêter !

Pour niveau moyen (passage de 12 à 30 minutes)

Semaine 13   3 sorties   Durée de chaque sortie : 30 à 40 minutes

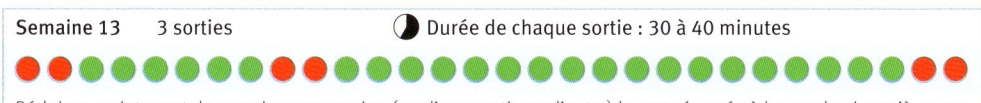

Réduisez maintenant de semaine en semaine (ou d'une sortie sur l'autre) la part réservée à la marche, jusqu'à ce que vous ne fassiez plus que courir. Félicitations : vous pouvez maintenant courir 30 minutes sans interruption !

Les symboles ● = marche et ● = course représentent la part revenant à la marche et à la course lors de chaque sortie. Chaque cercle correspond environ à une minute et chaque demi-cercle environ à 30 secondes. La ligne | marque la séparation entre l'échauffement, l'entraînement proprement dit et la phase de récupération.

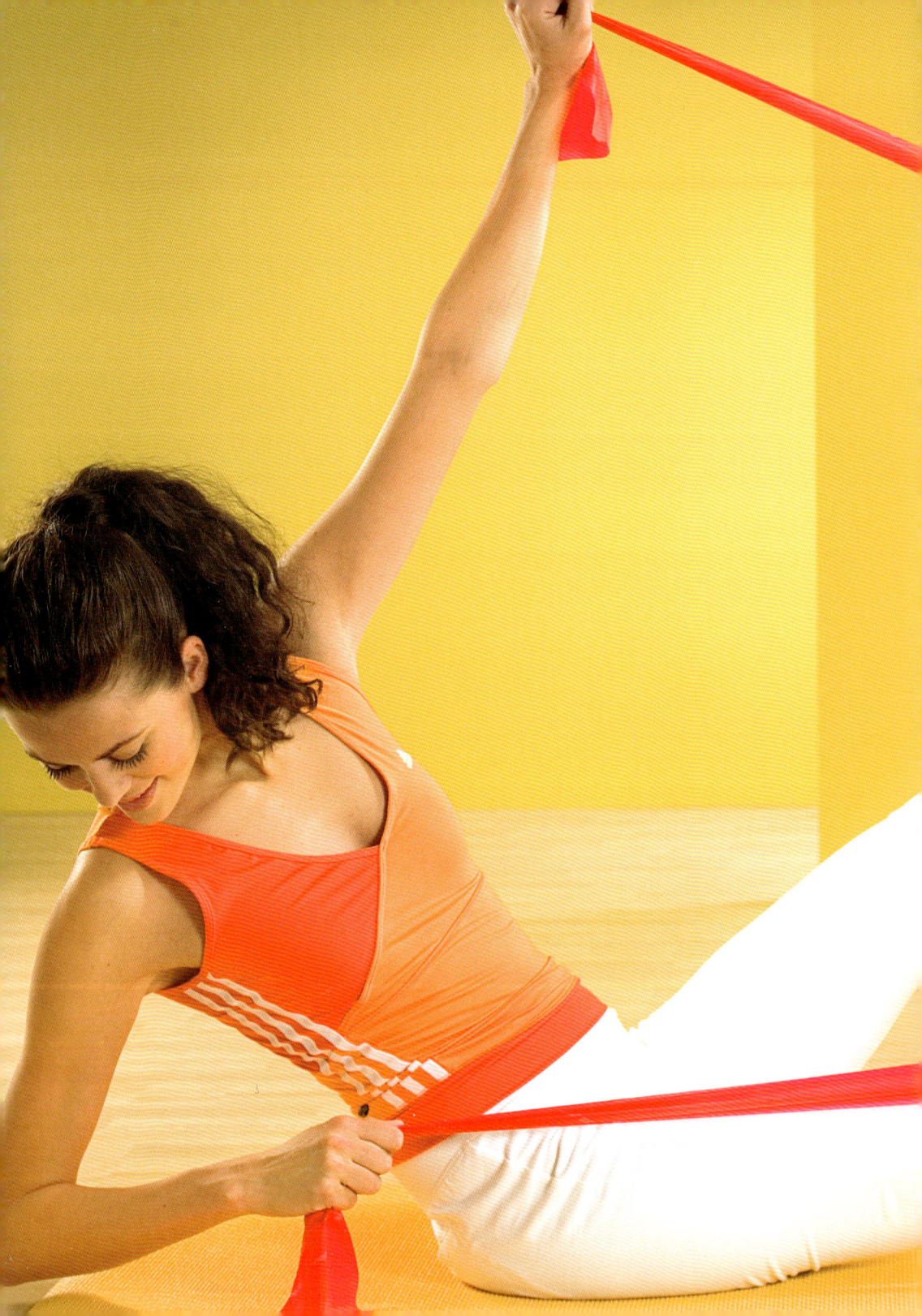

EXERCICES POUR UNE SILHOUETTE IRRÉPROCHABLE

Avoir des muscles plus forts raffermit le corps et permet de brûler plus de graisses. Avec un peu de savoir-faire en matière de travail musculaire et un choix d'exercices appropriés, vous vous rapprocherez de la silhouette idéale.

Travail musculaire pour un corps mince et ferme	74
24 exercices dynamiques	82

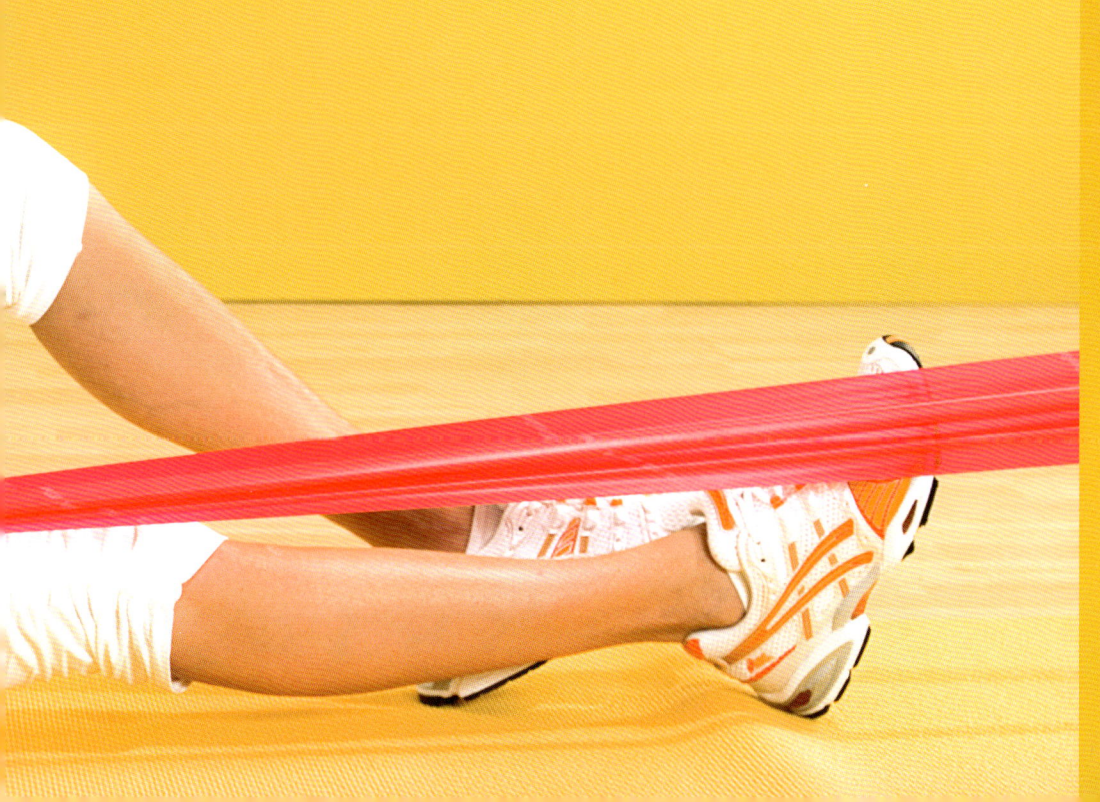

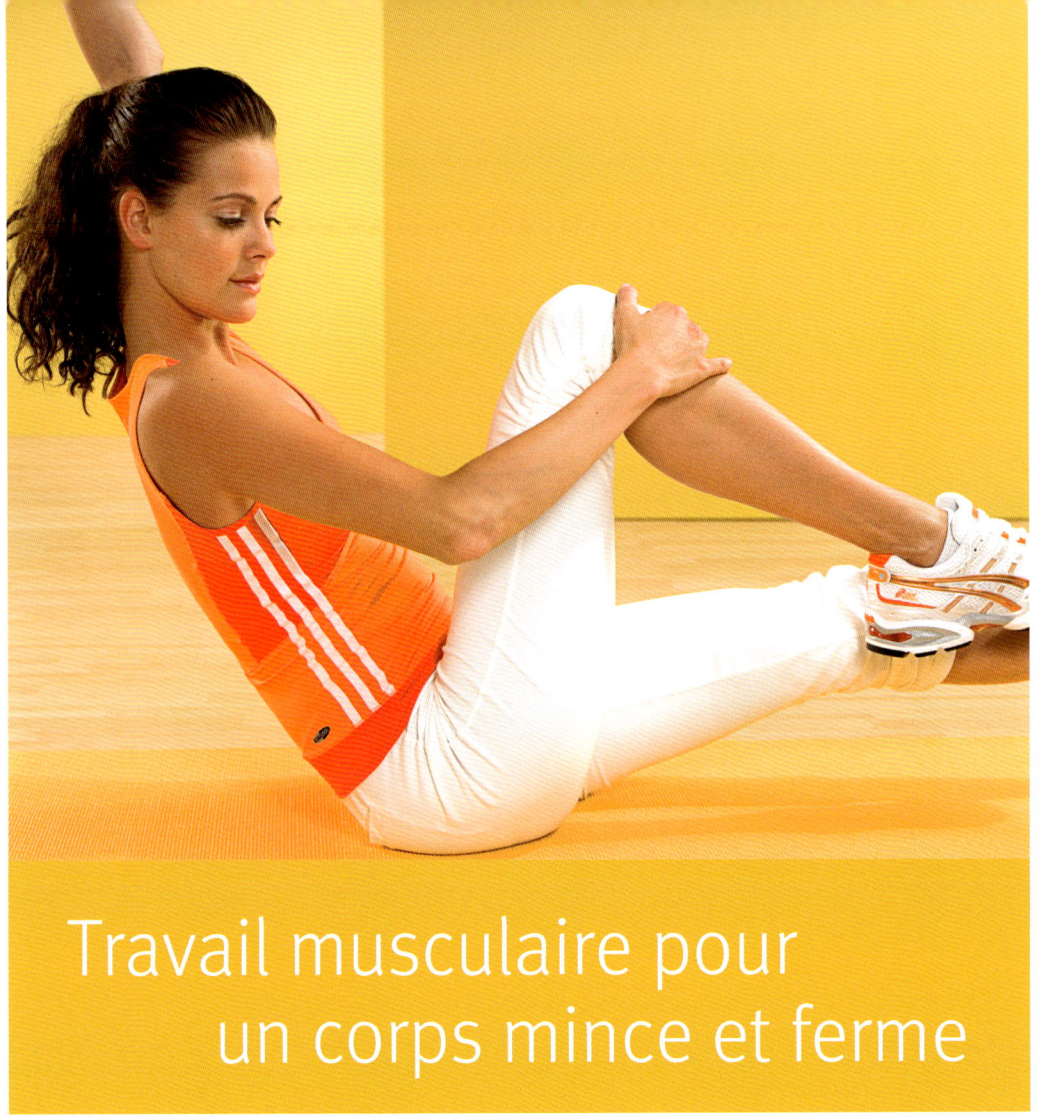

Travail musculaire pour un corps mince et ferme

Sachant que courir ne sollicite qu'environ 70 % de la musculature, on peut se demander ce que font pendant ce temps les autres « brûleurs » potentiels. Eh bien, ils attendent tranquillement qu'on les active. Il faut savoir en outre que les sports d'endurance, dont la course à pied, font travailler surtout le myocarde, qui se renforce et grossit. Les autres muscles ne se développent que pour autant que cela est nécessaire à la course. Une partie du potentiel reste donc inexploitée. Aussi, est-il indispensable, pour un travail complet, de faire en plus quelque chose qui sollicite l'ensemble de la musculature et transforme chaque cellule musculaire en véritable chambre de combustion.

Travailler sur deux tableaux

Seul le tissu musculaire brûle les graisses. De ce fait, de façon logique, plus la masse musculaire est développée, plus la combustion des graisses est importante. Courir favorise la combustion des graisses, et faire travailler ses muscles de manière spécifique permet de développer sa masse musculaire, si bien qu'en associant les deux, vous brûlerez davantage de graisses tout en raffermissant votre corps. Course à pied et travail musculaire forment donc une combinaison idéale pour affiner sa silhouette.

Ce qui fait toute la valeur du travail musculaire

Le travail musculaire apporte des bienfaits considérables :

> On se sent plus léger, car la part du muscle dans chacun de nos kilos est plus importante. Moins de graisse et plus de muscle signifient davantage de tonus dans la vie de tous les jours, une performance accrue au travail et plus de plaisir dans le sport.
> Les graisses se consument plus vite. Le travail musculaire oblige le corps à puiser dans les réserves de graisses de l'organisme pour fournir l'énergie nécessaire au développement du muscle.
> L'état de la musculature influe non seulement sur la plastique du corps, mais aussi sur la démarche et le maintien, relâché ou dynamique.
> On évite les douleurs. Dans 80 % des cas, le mal de dos est dû à un relâchement au niveau des muscles dorsaux. Le travail musculaire permet d'éviter ce problème.
> On renforce les os, les articulations, les tendons et les ligaments, ce qui joue un rôle dans la prévention de l'ostéoporose.
> On récupère plus vite après une maladie, une opération ou un accident.
> Le travail musculaire ralentit les processus de vieillissement. À 60 ans, on peut en paraître 40 et conserver sa mobilité jusqu'à 90 ans, voire davantage.

MUSCULATION ET RENFORCEMENT MUSCULAIRE

Renforcement musculaire et musculation sont-ils la même chose ? En quelque sorte. Lorsqu'un muscle est régulièrement sollicité avec suffisamment d'intensité, il augmente en résistance et devient plus performant. En augmentant encore un peu l'intensité, il finit par augmenter de volume. Le renforcement est un processus linéaire, tandis que la prise de masse se fait par à-coups.

Anatomie du muscle

Comment les muscles fonctionnent-ils réellement ? Ils se contractent lorsque le cerveau le leur commande, et relâchent la contraction dès qu'il le leur ordonne ou lorsqu'ils n'en peuvent plus.

En règle générale, les muscles ont deux points d'attache : le premier, appelé « origine », est situé sur un os peu mobile ; le second, appelé « insertion », se trouve sur une partie du squelette plus mobile. Lorsqu'un muscle se contracte, il exerce une traction sur l'os sur lequel il s'insère et auquel il est normalement relié par un tendon. En conséquence, une articulation se ferme ou s'ouvre (extension/flexion).

Agoniste et antagoniste

Pour fermer une articulation ouverte ou ouvrir une articulation fermée, nous devons contracter le muscle opposé à celui qui a permis l'ouverture ou la fermeture. Tout mouvement rythmé repose sur la contraction alternée de muscles fléchisseurs et de muscles extenseurs. Est appelé « agoniste » le muscle qui se contracte et « antagoniste » celui qui s'étire au même moment.

JEU DES MUSCLES

Trois muscles, une même action. Pour fléchir le bras, nous nous servons de trois muscles qui tirent tous dans le même sens, créant une véritable synergie.

- Biceps brachial
- Brachial antérieur
- Brachioradial

Enfin des effets synergiques !

Il est rare qu'un mouvement soit le fait d'un seul muscle ! Dans la plupart des cas, plusieurs d'entre eux sont impliqués. Les effets synergiques, si difficiles à obtenir en économie, sont la chose la plus naturelle du monde quand il en va du mouvement corporel. Les muscles travaillant de concert sont dits « synergiques ». En outre, certains d'entre eux participent au mouvement de différentes articulations. Par exemple, la partie inférieure du quadriceps, muscle situé sur le devant de la cuisse, contribue activement à l'extension du genou, tandis que sa partie supérieure, proche du bassin, aide au fléchissement de la hanche.

Ce qui se passe au niveau des fibres musculaires

Les muscles se composent de plusieurs faisceaux, eux-mêmes formés d'innombrables fibres musculaires. Celles-ci se contractent sur ordre de l'encéphale.

Jusqu'à épuisement

Le nombre de fibres activées par le système nerveux central pour la contraction d'un muscle donné dépend de l'intensité recherchée. Les autres fibres restent tout d'abord passives, mais sont prêtes à prendre la relève si les fibres actives fatiguent, en cas de sollicitation prolongée. Cela laisse à celles-ci le temps de récupérer avant d'intervenir à nouveau si nécessaire. Si l'effort requis n'est pas trop intense, l'action peut se poursuivre ainsi sans peine pendant des heures.

À partir d'un certain degré de tension musculaire, correspondant à l'augmentation de la charge, le nombre des fibres en action est tel, que la relève ne peut plus être assurée normalement. La durée d'intervention de chaque fibre diminue de plus en plus et le temps de récupération est insuffisant.

Une fois toutes les fibres habituellement actives arrivées à épuisement, le muscle se trouve dans une situation délicate. La stimulation est alors maximale. Des fibres étant jusque-là toujours restées inactives se transforment en fibres actives qui seront, par la suite, capables d'entrer spontanément en action, pour une performance accrue. La musculation joue sur ce phénomène physiologique.

Pour un travail musculaire efficace

La quantité de fibres contenues dans chaque muscle est déterminée génétiquement, mais le nombre de fibres capables d'entrer en action le moment venu dépend du degré d'entraînement du muscle. Par un travail musculaire spécifique, il est possible de transformer les fibres de réserve, jusque-là inutilisées et donc pauvres en substance énergétique, en fibres actives. Le muscle se renforce et devient plus volumineux.

PAS DE RISQUE DE SE TRANSFORMER EN MONTAGNE DE MUSCLES

À l'inverse des hommes, les femmes ont souvent peur de prendre de la masse musculaire. Rassurez-vous : le risque de se transformer en montagne de muscles est infime chez la femme, pour des raisons génétiques. L'entraînement renforce les muscles et leur donne un peu de volume, mais juste de quoi rendre le corps plus ferme et la peau plus tendue.

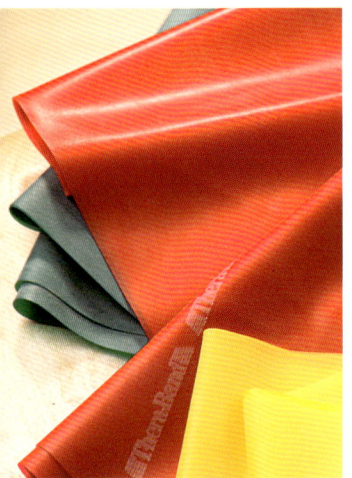

Les bandes en latex extensibles existent en différentes résistances, à chacune desquelles correspond une couleur pouvant varier selon le fabricant.

Surcompensation

Les progrès en termes de performances physiques reposent sur le phénomène physiologique dit de « surcompensation ». Lors des périodes de récupération, les dépenses énergétiques ne sont pas seulement compensées, mais surcompensées, c'est-à-dire qu'on ne revient pas au niveau de départ, mais à un niveau supérieur de performance. En refaisant une séance au bon moment, c'est-à-dire lorsque la surcompensation est à son maximum, on sera dès le départ plus performant qu'au début de la séance précédente, et ainsi de suite. C'est pourquoi il est important de s'entraîner régulièrement ; en ce qui concerne la musculation, si l'on veut progresser, il ne faut pas faire des pauses de plus de deux jours.

Forcez vos muscles à puiser dans leurs réserves

La musculation consiste à forcer les muscles à puiser dans leurs réserves. On leur réclame tellement d'énergie qu'ils sont obligés de faire intervenir des fibres de réserve jusque-là restées inactives. Celles-ci n'étant pas encore complètement opérationnelles, leur activation ne permet pas de prolonger l'effort au-delà de quelques secondes.

Le muscle en difficulté « raisonne » de la manière suivante : « Pour éviter de me retrouver la prochaine fois à nouveau en situation d'échec, je vais apprendre à travailler à ces paresseuses. » C'est le principe même de la surcompensation.

La bonne charge

Pour produire les effets escomptés, le type de charge que vous choisirez – haltère, bande en latex ou (en fonction de l'exercice) poids de corps – doit être suffisamment lourd. Vous trouverez page 79 des indications à ce sujet. Si la charge est trop légère, les fibres habituellement actives n'auront aucun mal à en venir à bout seules, et le travail restera sans effet. Si, à l'inverse, elle est trop lourde, vous vous épuiserez trop vite. Le roulement naturel entre fibres fatiguées et fibres reposées sera trop rapide pour être efficace.

La bonne durée

Pour que le travail soit efficace, la durée des exercices doit être assez longue, de manière à épuiser les fibres actives et avoir besoin du renfort des fibres jusque-là inactives. En règle générale, l'activation des fibres de réserve se produit au bout de 60 à 90 secondes.

Récupérer pour avoir plus de force

Une fois le muscle à bout, il faut lui permettre de récupérer. Ce n'est qu'à cette condition qu'il peut se développer. Il suffit normalement de répéter un mouvement pendant 60 à 90 secondes pour épuiser le muscle. L'enchaînement de répétitions d'un même mouvement avec une même charge constitue une série. À chaque séance, une seule série par exercice suffit. En faire davantage est inutile. C'est une perte de temps et cela risque de stresser le système nerveux. Pour pouvoir recharger complètement les batteries, le muscle qui a travaillé doit récupérer pendant 48 heures. Si on le soumet trop tôt à une nouvelle sollicitation, on obtient l'effet inverse à celui recherché. Si, en revanche, on attend trop, c'est-à-dire plus de trois jours, on perd les bénéfices.

Travailler lentement

Pour un travail efficace, il importe également de faire des mouvements lents. Contractez le muscle en 4 temps. Une fois au bout du mouvement, contractez très fort sur 2 temps, puis revenez tranquillement vers la position initiale (également en 4 temps). Notez bien qu'il s'agit de revenir « vers » la position initiale et non pas « à » la position initiale, car il n'est pas question de relâcher la tension musculaire : par définition, il n'y a pas de pauses dans une série. Le fait de procéder lentement permet en outre de concentrer son attention sur le mouvement et sur le groupe musculaire sollicité. Les résultats ne peuvent en être que meilleurs.

À QUELLE INTENSITÉ ?

Le travail destiné à la prise de masse musculaire nécessite une charge permettant l'exécution complète et lente du mouvement pendant au moins 60 secondes. Au bout de 90 secondes au maximum, le muscle doit être fatigué et, malgré tous les efforts de volonté, ne plus être en mesure d'effectuer le mouvement correctement.

Formules...

... pour la musculation

Combien de fois par semaine ?
Au moins 2 fois, si possible 3.

Combien d'exercices par séance ?
Entre 8 et 10.

Combien de séries par exercice ?
1 série, soit 6 à 9 répétitions.

Quel tempo adopter ?
4 secondes de contraction,
2 secondes à maintenir,
4 secondes pour relâcher.

Quelle charge ? Assez lourde pour que vous ne puissiez pas la soulever pendant plus de 90 secondes, et suffisamment légère pour pouvoir être soulevée au moins 60 secondes.

Aller vite est risqué

Travailler vite et de manière saccadée est inefficace et risqué : inefficace parce que c'est au début du mouvement que le muscle est le plus sollicité, l'élan agissant ensuite ; risqué parce que l'impulsion initiale produit une force énorme mettant les muscles, les tendons et les articulations à rude épreuve. Cela donne souvent lieu à des petites blessures qui peuvent à la longue conduire à des problèmes chroniques. Mais des blessures plus sérieuses, telles que les déchirures musculaires, sont également possibles.

S'échauffer ?

Si l'on s'entraîne au bon tempo et avec des charges adéquates, il n'est pas nécessaire de s'échauffer au préalable, car le risque de blessure est alors quasiment nul. Si vous tenez vraiment à vous échauffer, vous devrez mettre ensuite des charges plus lourdes pour obtenir le même effet, car vos muscles seront préparés et donc plus performants.

S'étirer ?

Il est fortement déconseillé de s'étirer avant une séance de musculation, même pour s'échauffer ! Le travail se faisant essentiellement en tension, il n'y a en effet aucun intérêt à détendre préalablement les muscles par des étirements, au contraire. En outre, le stretching n'empêche pas les courbatures, ainsi que l'ont montré des études récentes.

Évitez également de vous étirer entre les exercices. En revanche, rien ne vous empêche de le faire à la fin de la séance, du moment que vous prenez le temps de laisser auparavant retomber la tension musculaire.

En dehors des séances de musculation, le stretching est toujours très bénéfique, car le niveau de performance des muscles ne dépend pas uniquement de leur contractilité, mais aussi de leur capacité à se détendre et de leur longueur. Un muscle surmené et raccourci manque forcément de force. En vous étirant régulièrement, vous assouplirez vos muscles et les rendrez ainsi plus forts. Mais, chaque chose en son temps.

> Après le jogging, le squash, le foot ou le volley, étirez au moins les groupes musculaires qui ont été le plus sollicités.
> Après une séance de musculation, prenez le temps de vous étirer et de récupérer : le stretching détend non seulement les muscles, mais aussi l'esprit.

ENTRAÎNEMENT AVEC HALTÈRES ET MACHINES

Quand le but recherché est l'accroissement ciblé de la force et de la masse musculaire, les exercices sans matériel ou avec bandes en latex sont rapidement limités. C'est ici que se situe la frontière entre renforcement musculaire et musculation. Le principe du renforcement musculaire – très influencé par la physiothérapie – est de mouvoir les articulations en leur opposant une résistance, afin de les stabiliser et de remédier aux déséquilibres musculaires. La musculation, quant à elle, vise à l'augmentation de la force et à la prise de masse. Pour le joggeur que vous êtes, soucieux de sa santé et de sa condition physique, c'est la voie médiane qui convient le mieux. En recourant en parallèle à toutes les méthodes, vous obtiendrez d'excellents résultats. D'ailleurs, les sportifs de haut niveau ne font pas autrement, car eux aussi souhaitent avant tout rester en bonne santé. Même les culturistes ont désormais tendance à diversifier leur entraînement afin d'obtenir un meilleur équilibre musculaire, dont on connaît l'importance pour la santé.

Poids libres : auxiliaires classiques de la musculation, les barres et haltères présentent moins d'avantages qu'on ne le croit généralement. La musculation aux haltères ne fait par exemple pas travailler la coordination et, autre inconvénient, la pesanteur agit uniquement en direction du centre de la terre, ce qui réduit relativement le nombre d'exercices capables de faire travailler le muscle sollicité sur l'amplitude complète du mouvement.

En salle : les joggeurs ont-ils ou non intérêt à fréquenter les plateaux de musculation ? Si vous voulez vraiment brûler des graisses et améliorer votre condition physique, oui ! Les machines modernes qu'on y trouve présentent plusieurs avantages :

> La charge étant guidée, le mouvement est indépendant de la pesanteur.
> On peut tester ses limites et interrompre l'effort à tout moment. En cas de mouvements lents, le risque de blessure est quasiment nul.
> Il est très facile de faire travailler un groupe musculaire isolément, avec pour conséquence un gain ciblé de force.
> Si la charge est trop faible ou trop forte, on peut la modifier à son gré.

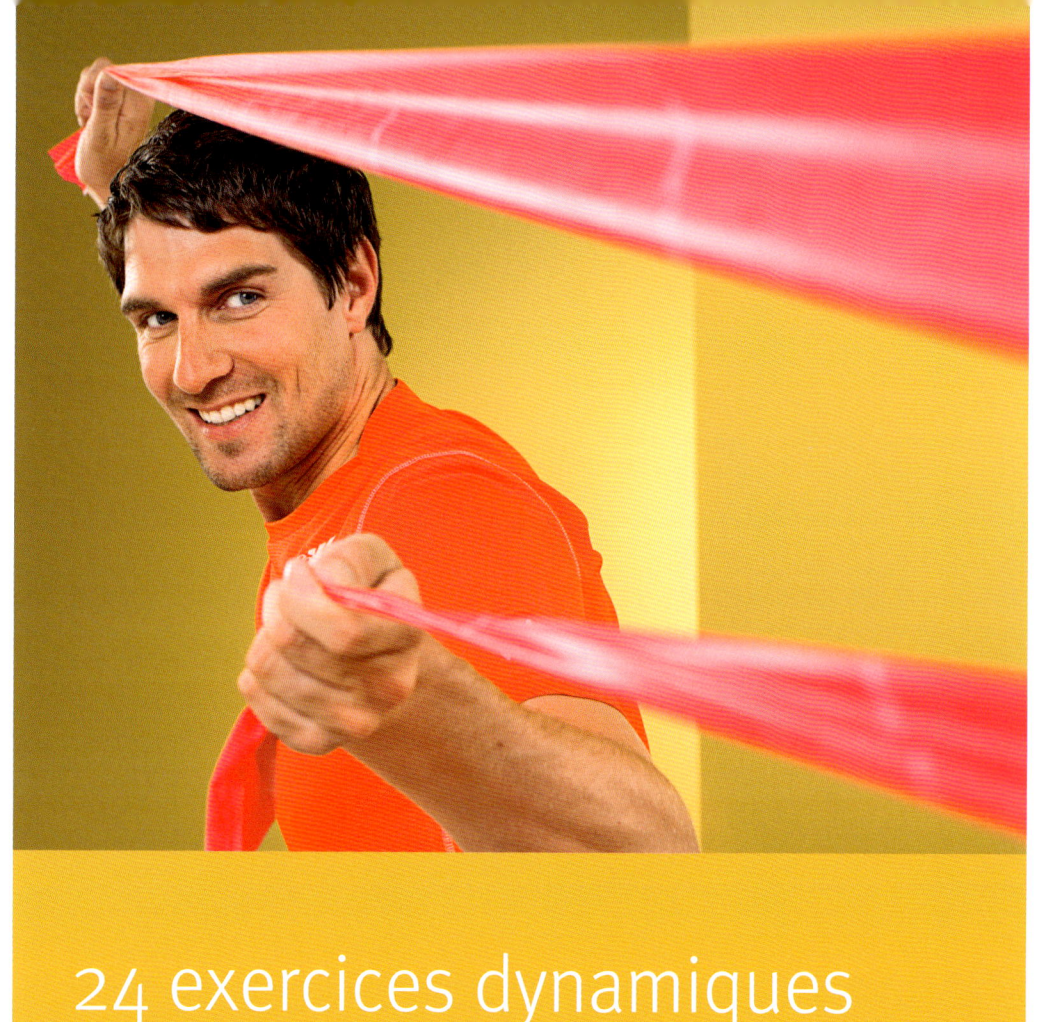

24 exercices dynamiques

Pour un entraînement efficace

Beaucoup de gens croient que les exercices qui ne nécessitent aucun matériel sont forcément les plus simples. Pourtant, travailler contre la résistance de son propre poids requiert beaucoup de concentration si l'on veut faire les choses correctement. Il importe tout d'abord de faire des mouvements lents, même lorsque l'amplitude est faible. C'est le seul moyen pour vraiment travailler tout du long – pas seulement au début et à la fin de l'exercice – et transformer chaque muscle en véritable chambre de combustion des graisses.

Dans certains cas et pour certains exercices, le poids de corps ne constitue pas une charge appropriée, soit qu'on est trop léger (et c'est tant mieux !), comme ce peut être le cas avec l'exercice 1, soit qu'on est trop lourd. L'utilisation de matériel est alors indispensable. Depuis quelques années, on utilise avec profit les bandes en latex extensibles, disponibles en différentes résistances (mou, moyen, dur, très durs), couleurs (en fonction de la résistance, mais variables d'un fabricant à l'autre) et longueurs (1 m ; 2,5 m ; 5 m ; au mètre). Lorsqu'on se sert régulièrement de ce type d'outil, il est recommandé d'en avoir plusieurs, car la longueur et la résistance requises varient en fonction des exercices. Si vous gagnez en force, il vous faudra de toute façon augmenter progressivement la résistance.

La qualité avant la quantité

Il est important, lorsqu'on fait un exercice, de bien placer les articulations les unes par rapport aux autres, afin de faire travailler les muscles voulus. Pour cela, conformez-vous rigoureusement aux instructions ci-après. Il est tout à fait possible que vous ayez du mal à effectuer certains exercices au début ou que vous ne parveniez pas à tenir pendant 60 secondes. Cela ne fait rien. Ces exercices ont été choisis pour leur efficacité sur la durée et non pas pour leur facilité. La qualité de l'exécution doit toujours primer sur la quantité des répétitions. En procédant ainsi, vous arriverez rapidement à tenir plus de 60 secondes.

Exercices et programmes

Vous trouverez dans les pages suivantes 16 exercices classés par groupes en fonction de la partie du corps travaillée. Leur exécution ne nécessite aucun matériel. Si vous souhaitez vous constituer un programme sur cette base, veillez à ce qu'à chaque partie du corps corresponde au moins un exercice, afin d'éviter à terme les déséquilibres entre les groupes musculaires. Des exemples de programmes équilibrés figurent page 109.

CONSEIL

Essayez de respirer le plus régulièrement possible pendant chaque exercice. Ne bloquez pas votre respiration lors de l'effort. Laissez agir la force de vos muscles. Pour éviter la rétention d'air, pensez toujours à bien expirer sur l'effort.

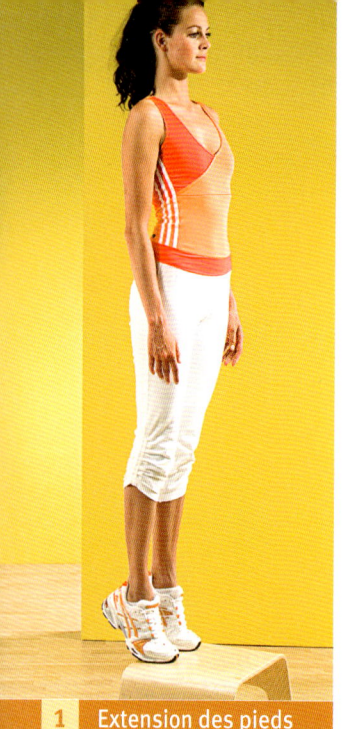

1 Extension des pieds

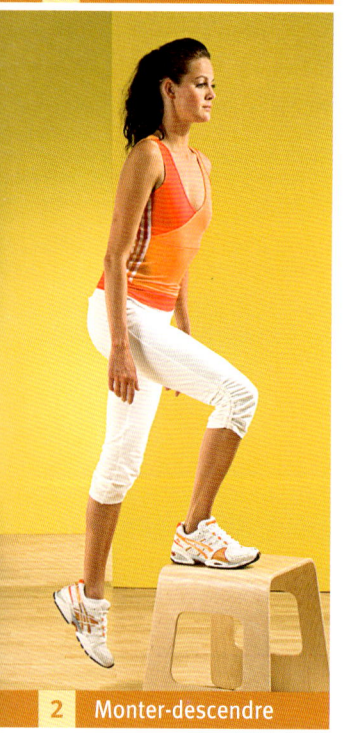

2 Monter-descendre

Exercices sans matériel

Extension des pieds
Renforce les muscles des mollets.

> Placez-vous debout sur une marche, une caisse stable ou un tabouret, les talons dans le vide, le plus bas possible.

1 > Montez sur la pointe des pieds en 4 temps, maintenez la position sur 2 temps, puis redescendez les talons en 4 temps. Si c'est trop facile avec les deux jambes, faites la même chose sur une jambe, puis sur l'autre.

> Faites 6 à 9 répétitions.

Monter-descendre
Fait travailler l'avant de la cuisse et les fessiers.

> Posez un pied sur une grande marche, une chaise ou un tabouret stable que vous placerez devant vous contre un mur, de manière à pouvoir vous appuyer en cas de problèmes d'équilibre.

2 > Montez en 4 temps. Arrêtez-vous en position fléchie, le buste légèrement penché vers l'avant, et maintenez la position sur 2 temps. Redescendez ensuite en 4 temps, jusqu'à ce que la pointe de la jambe libre frôle le sol.

> Faites 6 à 9 répétitions sur une jambe, puis sur l'autre.

Crunch classique
Renforce les grands droits de l'abdomen.

> Allongé sur le dos, les jambes fléchies et les pieds au sol près des fesses, tendez les bras vers l'avant et placez les mains au niveau de la face latérale des cuisses.

3 > Contractez les abdominaux et enroulez la colonne vertébrale en 4 temps, de manière à décoller les omoplates. Maintenez la position sur 2 temps en plaquant le bas du dos contre le sol,

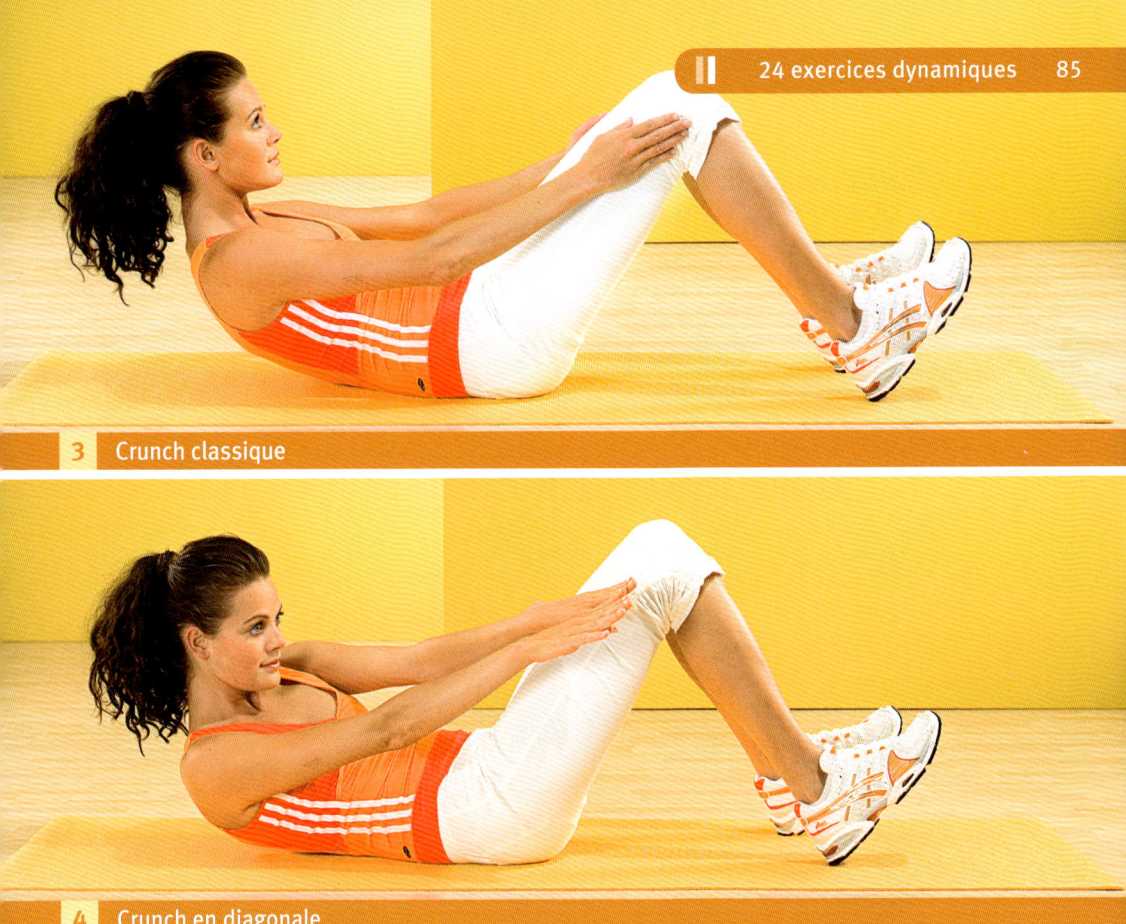

puis revenez à la position initiale en 4 temps sans reposer complètement les épaules au sol, afin de ne pas relâcher la tension.

> Faites 6 à 9 répétitions.

Crunch en diagonale

Fait travailler les obliques de l'abdomen.

4 > Les muscles obliques se travaillent de la même façon que les grands droits dans l'exercice précédent, à la différence près que les deux mains sont placées du même côté.

> Faites 6 à 9 répétitions d'un côté, puis de l'autre.

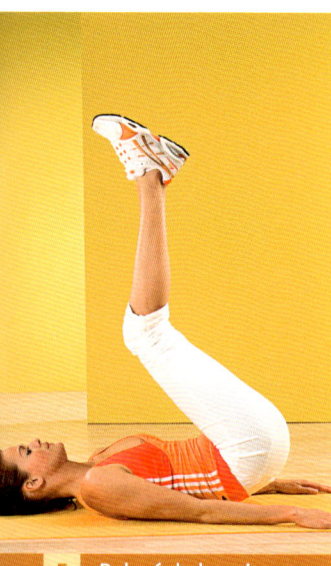

5 Relevé de bassin

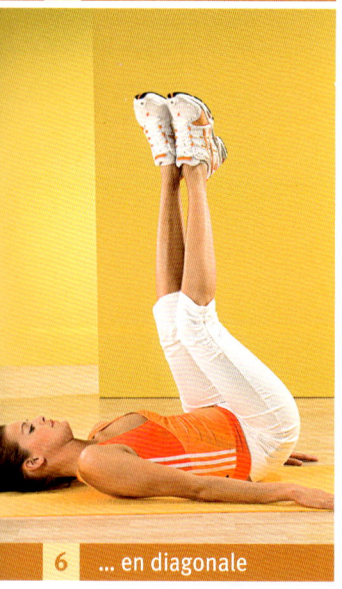

6 ... en diagonale

Relevé de bassin
Renforce la portion inférieure des grands droits de l'abdomen.

> Allongé sur le dos, les bras le long du corps, fléchissez légèrement les jambes à la verticale.

5 > Montez les fesses en 4 temps, en contractant très fort les abdominaux. Le mouvement se fait vers le plafond et non pas vers l'arrière. Maintenez la position sur 2 temps, puis redescendez en 4 temps. Pour augmenter la difficulté, fléchissez davantage les jambes (90° max.).

> Faites 6 à 9 répétitions.

Relevé de bassin en diagonale
Renforce la portion inférieure des obliques de l'abdomen.

> Allongé sur le dos, les bras le long du corps, fléchissez légèrement les jambes à la verticale.

6 > Montez les fesses en 4 temps, en contractant très fort les abdominaux et en pivotant légèrement le bassin de manière à diriger les deux genoux joints vers l'une des deux épaules. Maintenez la position sur 2 temps, puis redescendez en 4 temps. Pour augmenter la difficulté, fléchissez davantage les jambes (90° max.).

> Faites 6 à 9 répétitions d'un côté, puis de l'autre.

Extension dorsale, allongé sur le ventre
Fait travailler les muscles profonds du dos.

> Allongé sur le ventre, les bras tendus dans le prolongement du corps, fléchissez une jambe à 90° environ, la cuisse en ouverture.

7 > Relevez le buste sur 4 temps, en contractant les muscles profonds du dos (la tête reste dans l'axe de la colonne). Maintenez la position sur 2 temps, puis redescendez en 4 temps. Ne reposez pas le buste complètement

24 exercices dynamiques 87

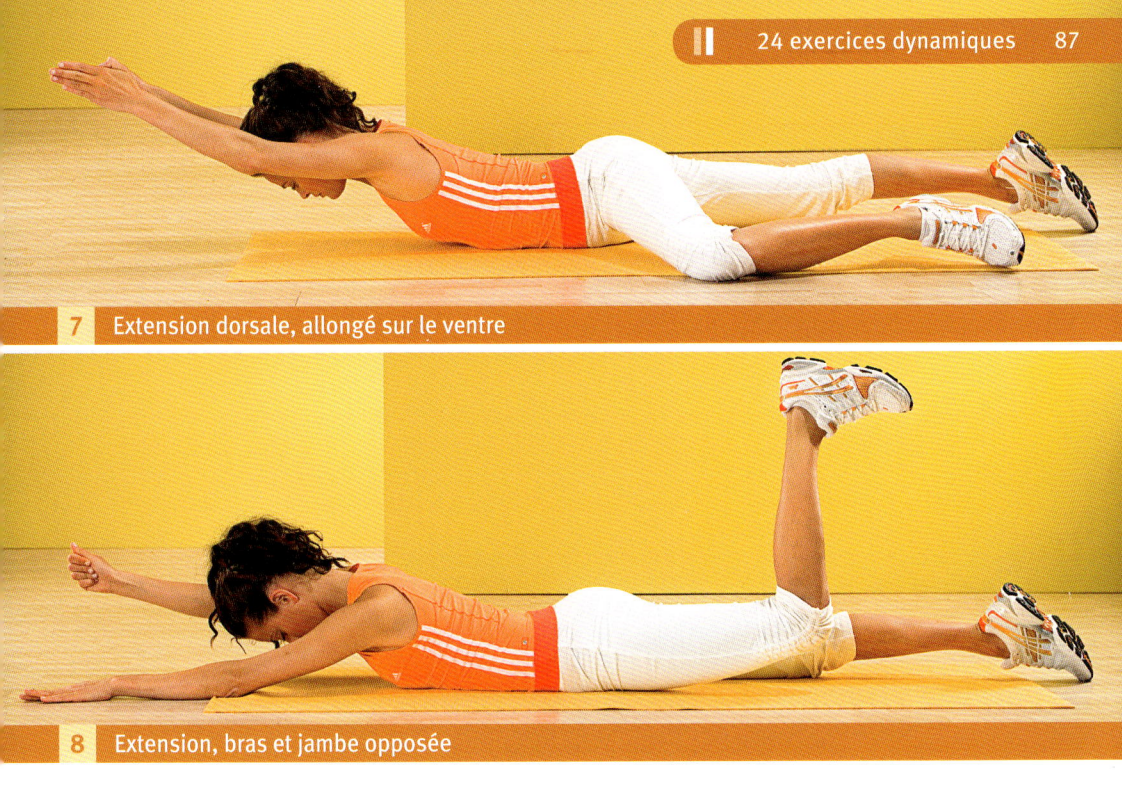

7 Extension dorsale, allongé sur le ventre

8 Extension, bras et jambe opposée

entre les répétitions de manière à conserver la tension.

> Faites 6 à 9 répétitions d'un côté, puis de l'autre.

Extension, bras et jambe opposée
Fait travailler les muscles dorsaux et fessiers.

> Allongé sur le ventre, les bras tendus dans le prolongement du corps, fléchissez une jambe à 90° environ, le pied vers le haut.

8 > Levez la cuisse de la jambe fléchie et le bras opposé sur 4 temps, en contractant les fessiers et les muscles du dos. Maintenez la position sur 2 temps, puis redescendez-les sans les reposer complètement afin de conserver la tension. La main qui ne bouge pas doit être fermement appuyée sur le sol.

> Faites 6 à 9 répétitions d'un côté, puis de l'autre.

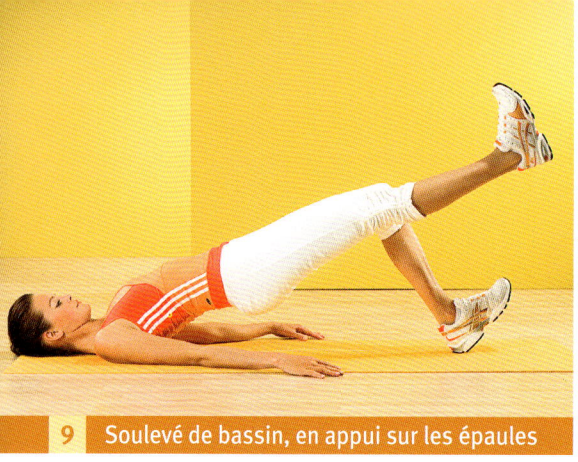
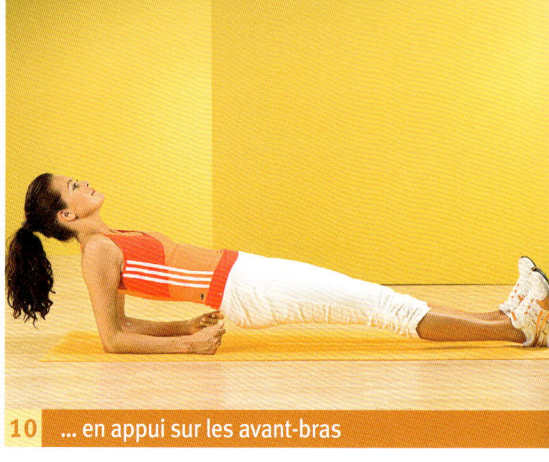

9 Soulevé de bassin, en appui sur les épaules **10** ... en appui sur les avant-bras

Soulevé du bassin, en appui sur les épaules

Renforce les muscles profonds du dos, les fessiers et l'arrière des cuisses.

- > Allongé sur le dos, les jambes fléchies et les pieds au sol près des fesses, montez le bassin en contractant les fessiers et les muscles profonds du dos. Buste et cuisses doivent former une ligne droite. Tendez une jambe, pointe du pied vers vous, en gardant l'alignement.

9 > Descendez le bassin en 4 temps, jusqu'à ce que les fesses frôlent le sol, puis remontez en 4 temps. Maintenez la position sur 2 temps en serrant très fort les fesses. Veillez à toujours garder le bassin bien droit, car il a tendance à pencher du côté de la jambe tendue.

- > Faites 6 à 9 répétitions d'un côté, puis de l'autre.

Soulevé de bassin, en appui sur les avant-bras

Fait travailler les muscles profonds du dos, les fessiers et l'arrière des cuisses.

- > Allongé sur le dos, les jambes tendues au sol, prenez appui sur les avant-bras.

10 > Levez le bassin en 4 temps, en contractant les fessiers et les muscles profonds du dos. Buste et jambes doivent former une ligne droite. Maintenez la position sur 2 temps, puis redescendez en 4 temps.

- > Faites 6 à 9 répétitions. Important : ne reposez pas complètement les fesses entre les répétitions.

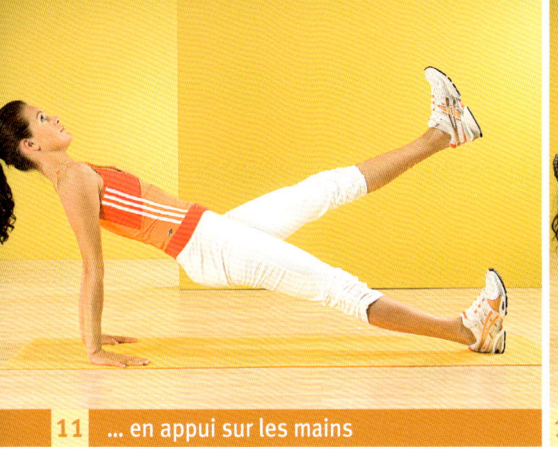
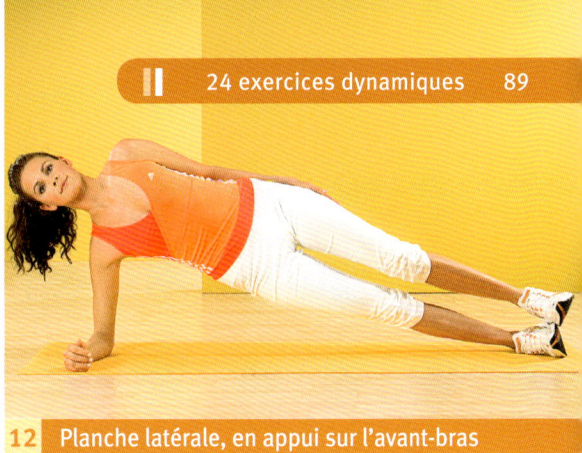

| 11 ... en appui sur les mains | 12 Planche latérale, en appui sur l'avant-bras |

Soulevé du bassin, en appui sur les mains
Renforce les muscles profonds du dos, les fessiers et l'arrière des cuisses.

> Assis par terre, les jambes tendues, posez les mains en arrière du buste et prenez appui dessus.

11 > Montez le bassin en 4 temps, de manière à ce que le buste et les jambes forment une ligne droite. Levez ensuite une jambe tendue. Maintenez la position sur 2 temps, puis redescendez en 4 temps sans reposer les fesses au sol. Veillez à ce que la hanche de la jambe levée ne penche pas vers le sol.

> Faites 6 à 9 répétitions en changeant à chaque fois de jambe.

Planche latérale, en appui sur l'avant-bras
Fait travailler les muscles obliques de l'abdomen et les muscles stabilisateurs du bassin et du tronc.

> Allongé sur le côté, prenez appui sur l'avant-bras.

12 > Montez le bassin en 4 temps, jusqu'à ce que les jambes et le tronc forment une ligne droite. Les abdominaux et les fessiers sont contractés. Maintenez la position sur 2 temps, puis redescendez en 4 temps sans reposer la hanche au sol.

> Faites 6 à 9 répétitions d'un côté, puis de l'autre.

CONSEIL POUR RÉUSSIR

Pensez toujours à activer et relâcher consciemment votre plancher pelvien, surtout dans les exercices qui sollicitent le centre du corps. Un plancher pelvien actif constitue une excellente source de force et d'énergie, dont on profite non seulement durant le travail musculaire, mais aussi dans la vie de tous les jours.

CONSEIL

Lors de chaque exercice, concentrez-vous sur les muscles sollicités. Sentez la tension et le relâchement. Cela vous aidera à bien exécuter le mouvement et rendra le travail encore plus efficace.

Extension latérale

Fait travailler les muscles obliques de l'abdomen et les muscles stabilisateurs du bassin et du tronc.

> Allongé sur le côté, la main du dessus placée au sol devant la poitrine, tendez le bras du dessous dans le prolongement du corps et posez la tête dessus.

13 > Montez la jambe du dessus en 2 temps, directement suivie de d'autre jambe, également en 2 temps. Maintenez la position sur 2 temps, puis redescendez toujours en 2 temps sans partir vers l'arrière. La main d'appui sert à stabiliser le buste.

> Faites 6 à 9 répétitions d'un côté, puis de l'autre.

Planche latérale, en appui sur l'avant-bras

Fait travailler les muscles obliques de l'abdomen, les muscles stabilisateurs du bassin et du tronc, les abducteurs et les moyens fessiers.

> Allongé sur le côté, en appui sur l'avant-bras, levez le bassin de manière à ce que le buste et les jambes forment une ligne droite. Le ventre et les fesses sont serrés.

14 > Descendez le bassin en 4 temps sans le reposer complètement, puis remontez en 4 temps.

Une fois revenu à la position initiale, levez la jambe du dessus en 4 temps, aussi haut que vous le pouvez. Maintenez la position sur 2 temps, puis revenez à la position initiale en

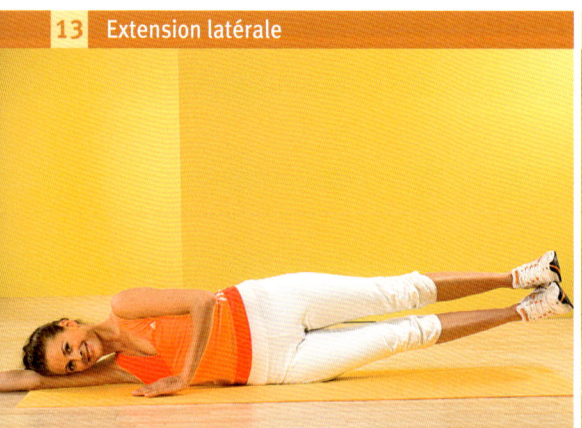
13 Extension latérale

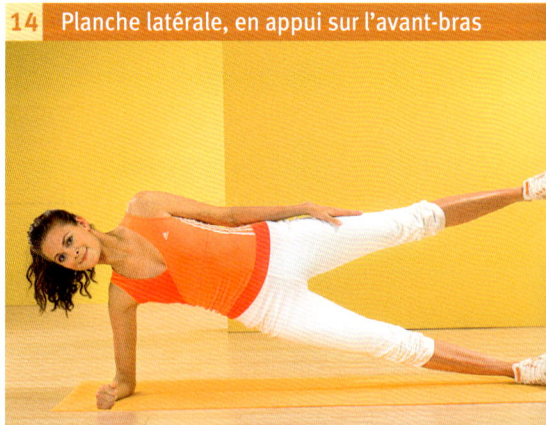
14 Planche latérale, en appui sur l'avant-bras

4 temps, sans laisser partir le bassin ni vers l'arrière, ni vers l'avant.

> Faites 6 à 9 répétitions d'un côté, puis de l'autre.

Planche, en appui sur les avant-bras

Renforce les grands droits de l'abdomen, les fessiers et les stabilisateurs des épaules et du tronc.

> Mettez-vous sur les avant-bras et les pointes de pieds, puis descendez le bassin jusqu'à ce que les jambes et le dos forment une ligne parfaitement droite.

15 > Levez une jambe en 4 temps en veillant à ne pas cambrer le dos. Maintenez la position sur 2 temps, puis redescendez la jambe en 4 temps.

> Faites 6 à 9 répétitions en changeant à chaque fois de jambe.

Soulevé de bassin avec extension des bras

Renforce les muscles profonds du dos, les fessiers, l'arrière des cuisses et les triceps.

> Assis sur un banc, une chaise basse ou un tabouret stable, placez les mains sur le bord du siège.

16 > Tendez les bras et montez simultanément le bassin au maximum en 4 temps. Maintenez la position sur 2 temps, puis redescendez en 4 temps sans poser les fesses au sol.

> Faites 6 à 9 répétitions, puis recommencez de l'autre côté.

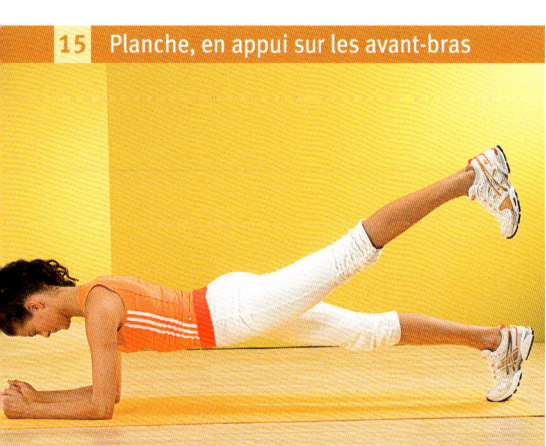

15 Planche, en appui sur les avant-bras

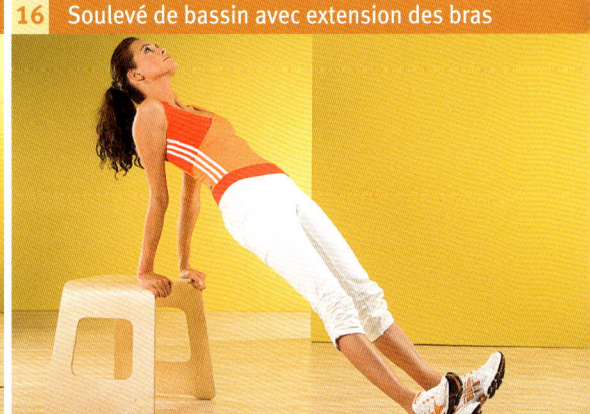

16 Soulevé de bassin avec extension des bras

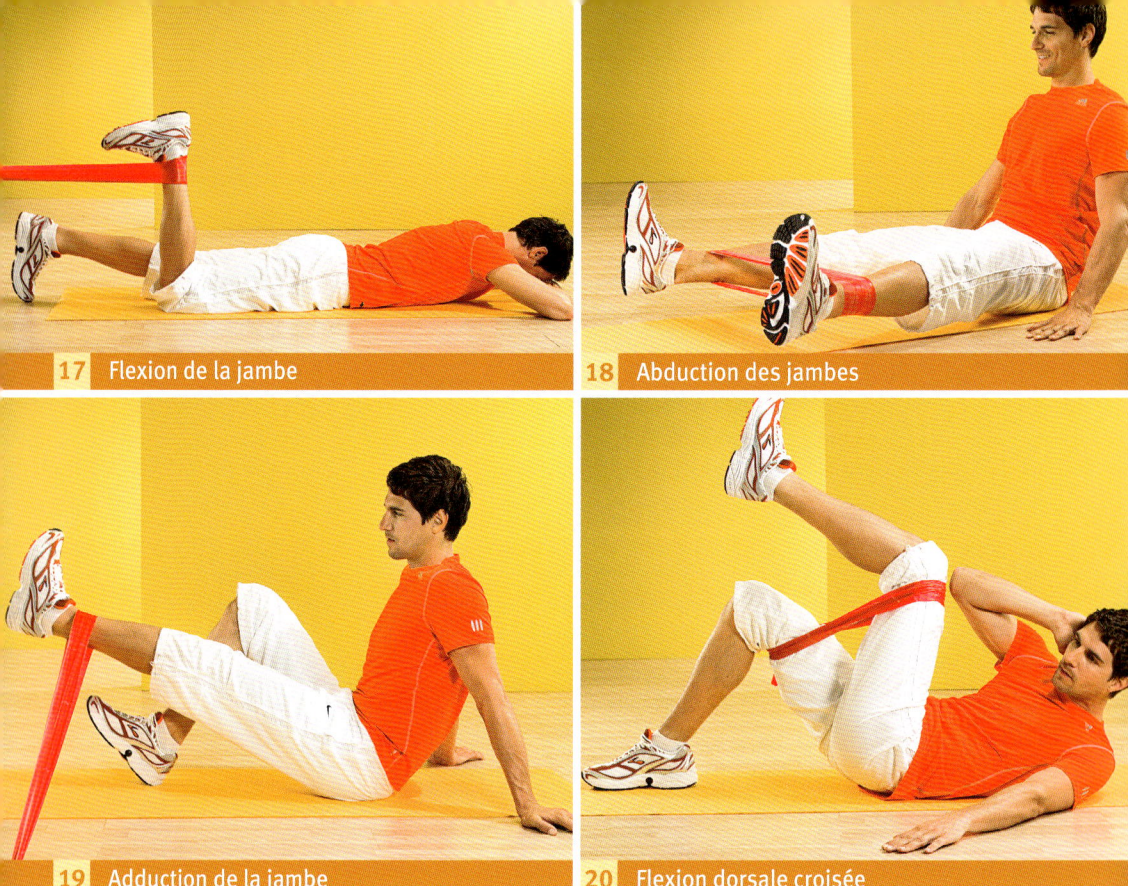

Exercices avec bandes en latex

Flexion de la jambe
Fait travailler les muscles de l'arrière des cuisses.

> Placez une bande en latex autour d'un pied de table, à hauteur de mi-mollet. Allongé sur le ventre, passez une cheville dans la boucle.

17 > Fléchissez la jambe en 4 temps jusqu'à ce que le talon entre presque en contact avec la fesse. Maintenez la position sur 2 temps, puis revenez à la position initiale en 4 temps.

> Faites 6 à 9 répétitions avec une jambe, puis l'autre.

Abduction des jambes
Renforce les abducteurs et les moyens fessiers.

> Assis par terre, les jambes tendues, passez une bande en latex autour des chevilles.

18 > Décollez légèrement les jambes du sol et écartez-les en 4 temps. Maintenez la position sur 2 temps, puis revenez à la position initiale en 4 temps. L'élastique reste toujours plus ou moins tendu.

> Faites 6 à 9 répétitions.

Adduction de la jambe
Renforce les adducteurs.

> Assis par terre, tendez une jambe et fléchissez l'autre en plaçant le pied au sol, près de la fesse. Fixez la bande en latex au pied d'un meuble ou d'une table, passez dans la boucle la cheville de la jambe tendue et écartez celle-ci au maximum.

19 > Levez légèrement la jambe et refermez-la en 4 temps, jusqu'à ce qu'elle ait pratiquement rejoint l'autre. Maintenez la position sur 2 temps, puis revenez à la position initiale en 4 temps.

> Faites 6 à 9 répétitions d'un côté, puis de l'autre.

Flexion dorsale croisée
Renforce l'ensemble des muscles abdominaux.

> Allongé sur le dos, fléchissez les jambes en gardant les pieds au sol, près des fesses, et placez une bande en latex (boucle courte) autour des cuisses, juste au-dessus du genou.

20 > Enroulez le dos en 4 temps en contractant les abdominaux, amenez simultanément un genou vers vous contre la résistance de l'élastique et dirigez l'épaule opposée vers lui. Maintenez la position sur 2 temps, puis redescendez en 4 temps. Les lombaires ne doivent pas décoller du sol.

> Faites 6 à 9 répétitions d'un côté, puis de l'autre.

**IMPORTANT :
pour votre sécurité**
L'utilisation de bandes en latex nécessite un certain nombre de précautions :
> Avant de commencer l'entraînement, inspectez-les à la lumière vive, afin de vérifier qu'elles ne comportent ni fissures, ni trous. Une bande fatiguée risque en effet de lâcher à tout moment, provoquant les conséquences qu'on peut imaginer.
> Ne nouez pas de bande autour de vos articulations.
> Il ne faut jamais tirer sur une bande élastique en direction du visage.
> Défaites soigneusement tous les nœuds avant de ranger les bandes.

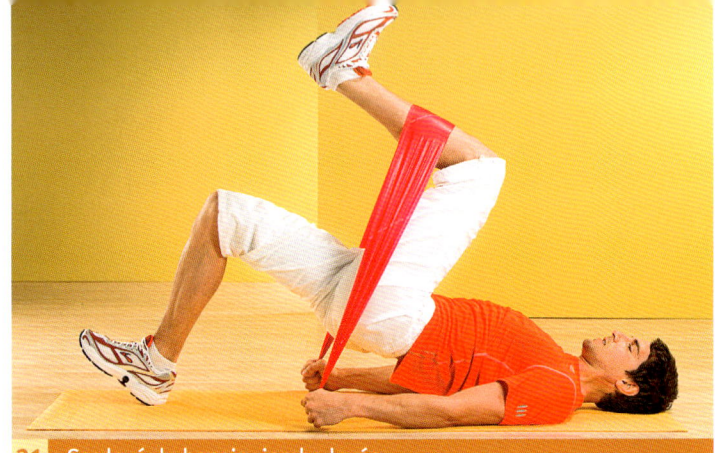

21 Soulevé de bassin, jambe levée

CONSEIL POUR RÉUSSIR

Vous devez régulièrement vous mettre au repos à cause de douleurs dorsales ? Vous évitez alors tout mouvement inutile et reprenez du poids très rapidement ? Dans ce cas, le mieux est tout simplement de prévenir le mal de dos par un renforcement ciblé, notamment celui des muscles profonds du dos. Il faudra aussi veiller à remédier aux déséquilibres corporels en renforçant vos abdominaux. Pour ce faire, pratiquez « l'assise active » au bureau et évitez de rester trop longtemps assis.

Soulevé de bassin, jambe levée

Fait travailler les muscles profonds du dos, les fessiers et l'arrière des cuisses.

> Allongé sur le dos, les jambes fléchies et les talons près des fesses, levez une jambe et fléchissez-la à 90°, de manière à ce que le mollet soit parallèle au sol. Placez la bande élastique autour du genou de la jambe levée et tirez des deux mains en direction du sol.

21 > Montez le bassin en 4 temps jusqu'à l'extension complète des hanches, en contractant les fessiers et les dorsaux tout en veillant à garder la cuisse de la jambe levée le plus à la verticale possible. Maintenez la position sur 2 temps, puis redescendez sans reposer les fesses au sol.

> Faites 6 à 9 répétitions d'un côté, puis de l'autre.

Demi-papillon

Renforce les pectoraux.

> Attachez une bande élastique à hauteur d'épaule, par exemple à une poignée de fenêtre. Passez un bras dans la boucle, placez la bande au niveau du coude et tendez-la. Le bras reste à l'horizontale et l'avant-bras, à la verticale (fléchi à 90°).

22 > Amenez le bras devant la poitrine en 4 temps. Maintenez la position sur 2 temps, puis revenez à la position initiale en 4 temps.

> Faites 6 à 9 répétitions d'un côté, puis de l'autre.

Rameur

Fait travailler la partie supérieure des muscles dorsaux.

> Attachez une bande élastique devant vous à hauteur d'épaule.

23 > Attrapez la bande par les deux extrémités, les bras tendus. La bande est également tendue. Tirez vers l'arrière en 4 temps, maintenez la position sur 2 temps, puis revenez à la position initiale en 4 temps. Les mains et les coudes doivent toujours rester à hauteur des épaules.

> Faites 6 à 9 répétitions.

Élévation latérale des bras

Renforce les trapèzes.

> Placez-vous debout, les pieds écartés de la largeur du bassin, une bande élastique placée dessous. Attrapez celle-ci par les deux extrémités en croisant les avant-bras, puis redressez-vous en conservant la position des bras (les avant-bras se décroisent au niveau du nombril).

24 > Levez les bras, légèrement fléchis, sur les côtés en 4 temps, jusqu'à hauteur d'épaule. Maintenez la position sur 2 temps, puis redescendez en 4 temps.

> Faites 6 à 9 répétitions.

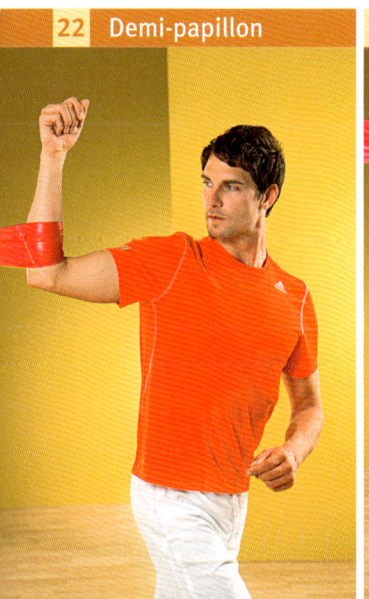
22 Demi-papillon

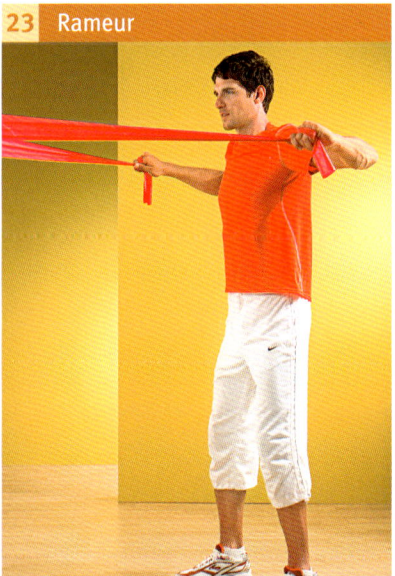
23 Rameur

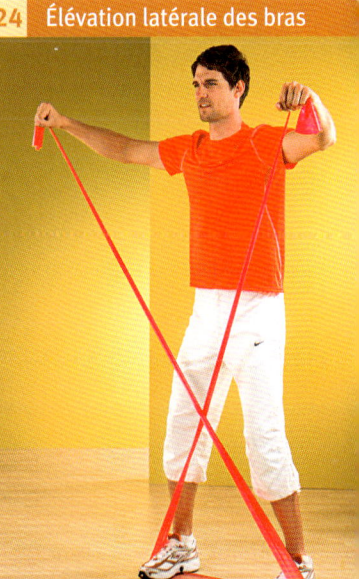
24 Élévation latérale des bras

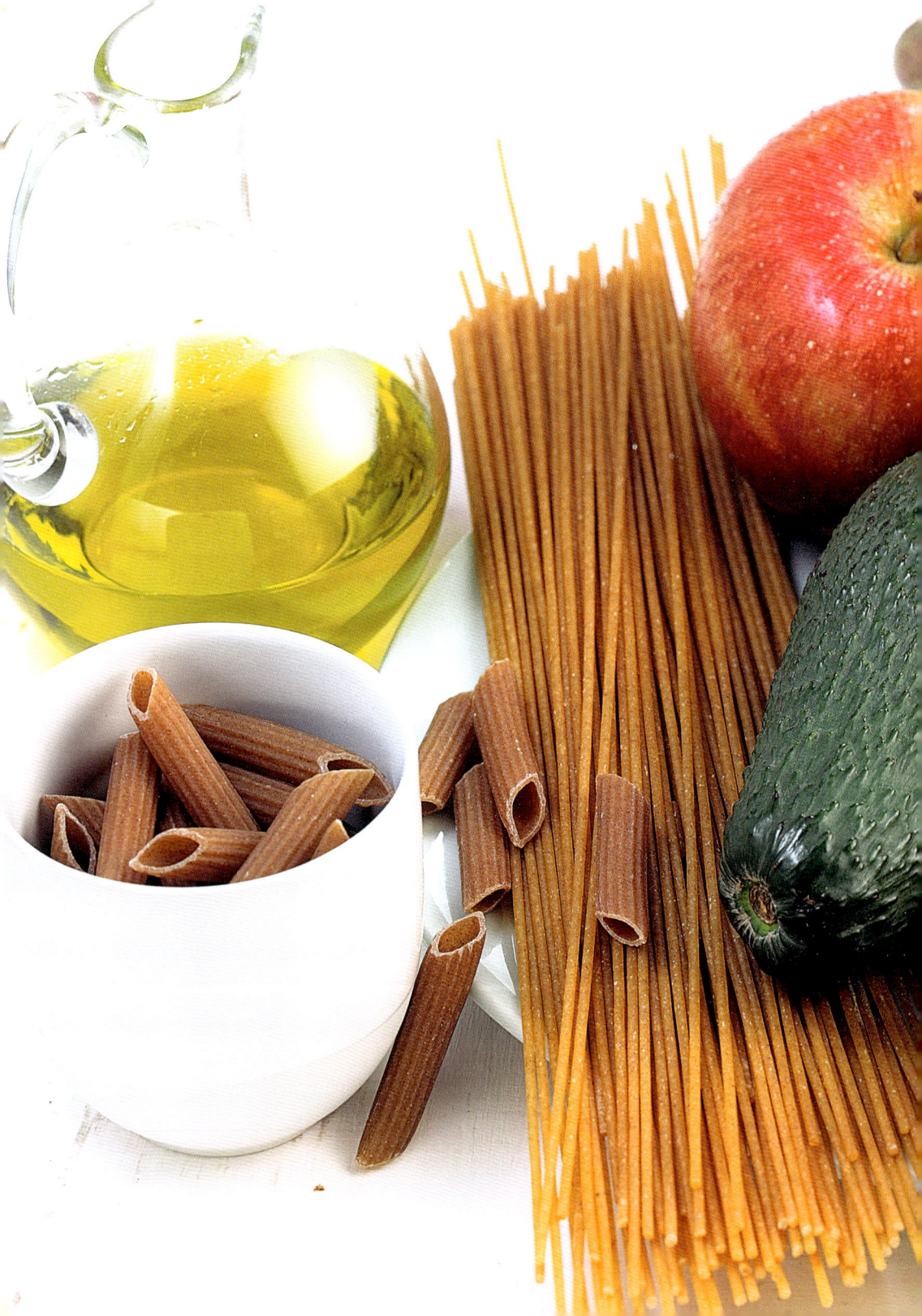

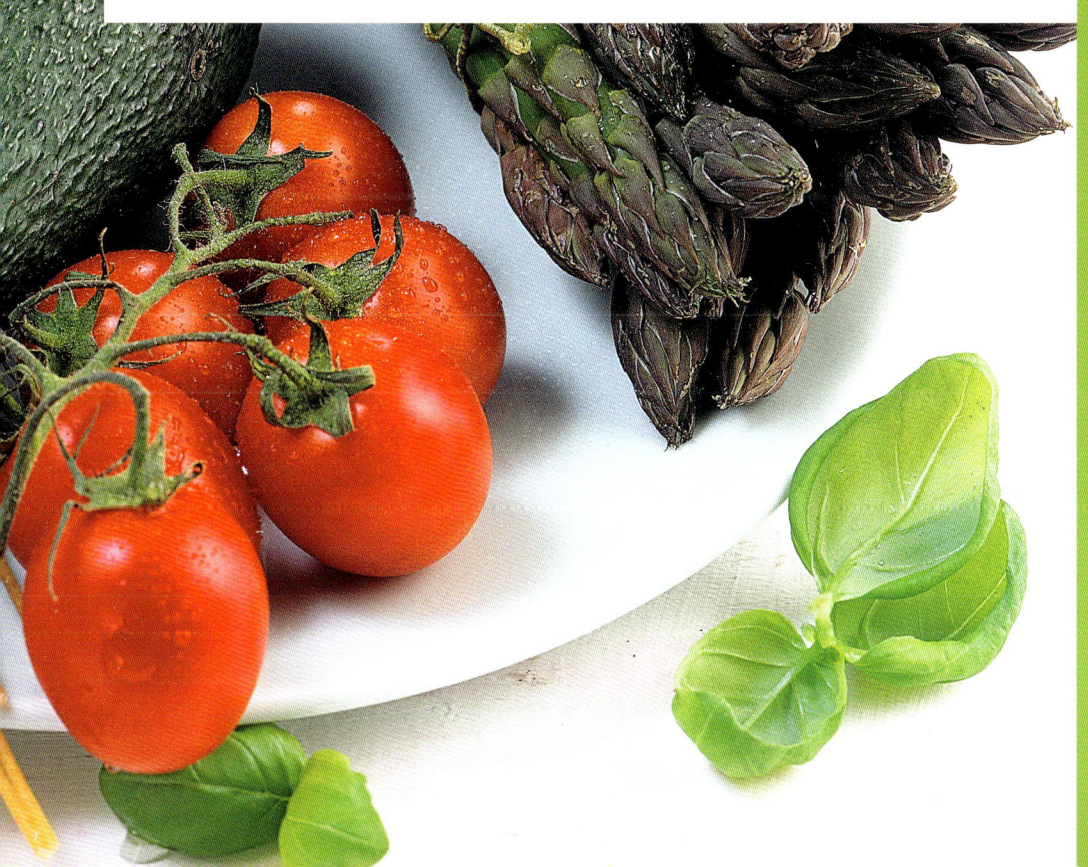

OBJECTIF LIGNE

Se priver n'est d'aucune utilité. En revanche, il n'y a rien de mieux pour la ligne et le moral que de manger sain et équilibré, en tenant compte de l'indice glycémique des produits. Un programme de 10 jours vous aidera à vous habituer plus rapidement !

Alimentation minceur   98
Programme brûle-graisses éclair   108

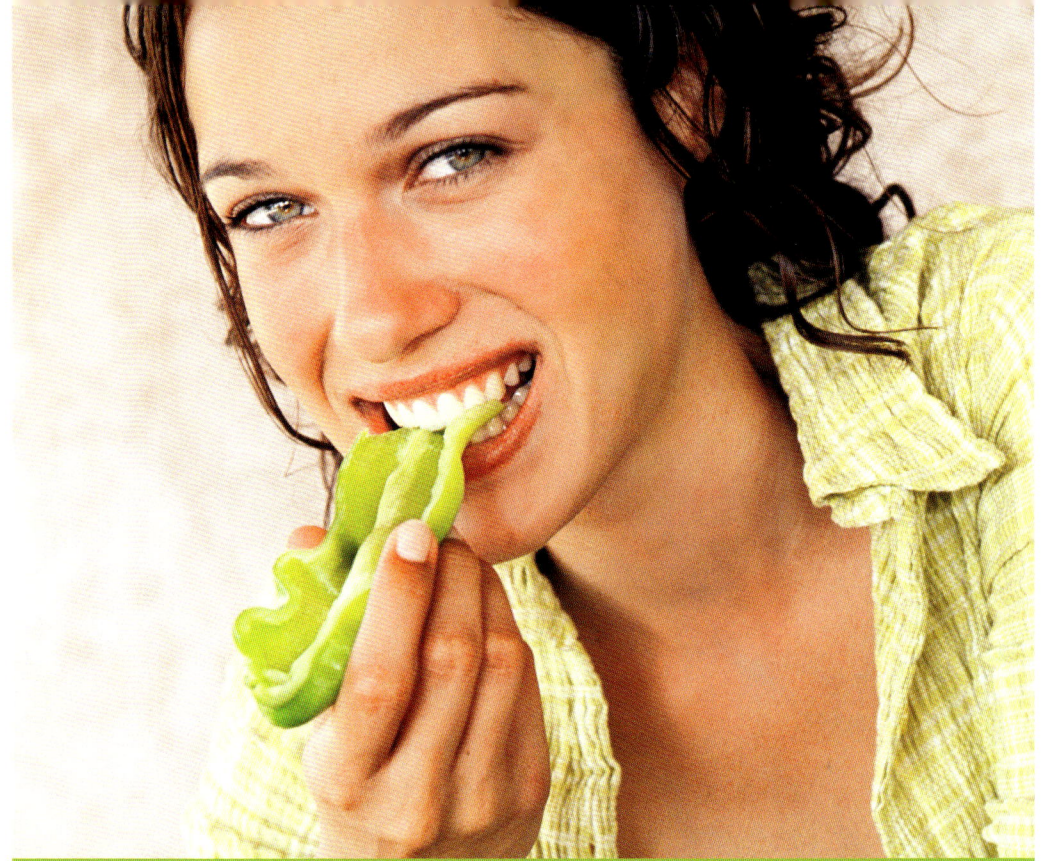

Alimentation minceur

Se mouvoir entraîne une dépense d'énergie et la combustion de graisses. En courant régulièrement, vous maigrirez forcément, et cela à chaque foulée. On peut toutefois se demander pourquoi, malgré un entraînement intensif, certains athlètes, comme les lanceurs de marteau, les haltérophiles ou les sumos, sont si corpulents. La réponse est simple : la masse corporelle est pour eux un facteur déterminant dans l'obtention de résultats. Aussi se suralimentent-ils intentionnellement pour

prendre du poids et des rondeurs. En revanche, les coureurs ne sont jamais gros.
Cependant, le jogging ne suffit pas à lui seul à retrouver durablement la ligne. Il faut y ajouter l'alimentation. Dans ce domaine, le principe est de consommer des aliments à haute valeur nutritionnelle dans de justes proportions et selon des règles de combinaison clairement établies.

Attention aux régimes !

Les régimes font grossir ! Ils se fondent en grande partie sur la théorie des calories, aujourd'hui contestée. Selon cette hypothèse datant des années 1930, le surpoids serait principalement dû au déséquilibre entre calories ingérées et calories dépensées. Les troubles métaboliques ne joueraient ici qu'un rôle subsidiaire. En inversant le raisonnement, on en arrive logiquement à la conclusion qu'il suffit pour maigrir d'ingérer moins de calories qu'on en dépense. C'est le principe même du régime. Cela se vérifie dans les faits, du moins aussi longtemps que dure le régime. Mais ce que les « mathématiciens » des calories négligent de prendre en considération, c'est que notre corps n'est pas une machine dont le fonctionnement dépendrait de saisies et d'ordres, mais un organisme qui s'adapte aux circonstances selon une stratégie de survie élaborée sur plusieurs millénaires.

L'effet Yo-Yo

Notre programme génétique nous commande de nous préparer aux coups durs en faisant des réserves. Cela vaut aussi bien pour l'alimentation que pour l'entraînement sportif avec le principe de surcompensation (voir page 78).
Lorsqu'on mange moins, qu'on passe de 2 500 kcal à 2 000 kcal, le corps réagit tout d'abord comme prévu par une perte de poids, passant par exemple de 70 kg à 65 kg, mais bientôt aussi par un ralentissement de ses fonctions, ce qui est une façon de s'adapter à la diminution des apports caloriques. Ce deuxième temps s'accompagne d'une stagnation du poids. Dès qu'on se remet

PRINCIPE ANTIDIÈTE
Beaucoup de psychologues comparent les troubles du comportement alimentaire à des toxicomanies sans drogue, dans lesquelles les régimes tiendraient lieu de drogue d'initiation, et préconisent des programmes fondés sur le principe antidiète. De fait, plus les interdits se multiplient, plus le risque de fringales augmente. Pour perdre du poids ou garder la ligne, il ne faut donc pas miser sur la privation, mais sur un changement de comportement : manger de tout raisonnablement et prendre l'habitude de suffisamment se dépenser par la pratique régulière d'une activité physique, et cela quel que soit l'âge.

> **SUPPRESSION CONTESTÉE DU DÎNER**
>
> Depuis quelque temps, la suppression pure et simple du repas du soir est souvent recommandée comme méthode d'amaigrissement. La baisse de la glycémie ainsi provoquée durant la nuit est censée conduire à une libération accrue d'hormones de croissance, accélérant le métabolisme. Pourtant, certains endocrinologues soutiennent que du fait de la régulation naturelle de la glycémie, le taux d'hormones de croissance ne peut pas augmenter suffisamment pour influer sur le métabolisme.

à manger comme avant, l'organisme profite de ce regain pour faire des réserves, et cela dans des proportions beaucoup plus importantes qu'auparavant. Bientôt, on passe de 65 kg à 72 kg, c'est-à-dire qu'au lieu de perdre 5 kg, comme on l'a cru à un moment, on a pris 2 kg.

Déçu, on s'empresse de se remettre au régime en se limitant cette fois à 1 500 kcal. De 72 kg, on redescend à 70 kg, pour ensuite se retrouver à 74 kg, et ainsi de suite. À s'obstiner ainsi à réduire les apports caloriques, on perd de moins de moins de poids et on encourage l'organisme à faire de plus en plus de réserves. À partir d'un certain moment, on prend même du poids en mangeant moins ! Tout ce qu'on obtient, c'est de la fatigue, une tension basse et des troubles de l'humeur.

Faire passer les apports caloriques en dessous de la mesure normale dans l'espoir de maigrir est donc en réalité un contresens. Ce qui importe, pour perdre durablement, ce n'est pas la quantité de calories ingérées, mais leur qualité et l'équilibre entre protéines, lipides, glucides, vitamines, minéraux et fibres.

Indice glycémique

Comme nous l'avons déjà dit, il existe des « bons » et des « mauvais » glucides (voir page 12). Ils se distinguent par leur effet sur le taux de sucre dans le sang (glycémie). Les mauvais le font grimper en flèche. On dit qu'ils ont un indice glycémique (IG) élevé. Les bons glucides, ou sucres lents, font beaucoup moins monter la glycémie et entrent donc dans la catégorie des aliments à IG bas.

Sucre : le cercle vicieux

Lorsque le taux de sucre dans le sang dépasse de beaucoup la valeur normale de 1 g/l, le pancréas libère de l'insuline, hormone chargée d'équilibrer la glycémie. Plus l'indice glycémique d'un aliment glucidique et la quantité ingérée sont élevés, plus la charge de travail est importante pour le pancréas. L'insuline veille à ce que le sucre parvienne jusqu'aux cellules. La glycémie descend alors en dessous de la valeur normale et le cerveau, qui se nourrit exclusivement de glucose, est rapidement en demande de sucre. On mange une nouvelle barre chocolatée, et le processus recommence du début.

Tout dans les dépôts
L'insuline a une très mauvaise influence sur le métabolisme. Elle provoque la formation accrue des réserves de graisse, et cela de plusieurs façons :
> en transformant l'excès de sucre en graisses ;
> en faisant en sorte que les acides gras circulant dans le sang soient acheminés jusqu'aux dépôts de graisses ;
> en s'opposant à la dégradation des lipides (lipolyse) ;
> en faisant augmenter le volume des cellules adipeuses.

Lorsqu'on associe glucides à IG élevé et graisses, par exemple en mangeant du chocolat au lait, des frites ou du pain blanc beurré, l'insuline libérée fait en sorte que les acides gras pénétrant dans le sang se transforment en dépôts de graisses. L'ensemble du métabolisme est alors axé sur le stockage des graisses. C'est donc par l'action de l'insuline qu'on grossit, mais la véritable cause réside dans la consommation d'aliments à IG élevé.

Augmentation de la glycémie
Lorsqu'on consomme chaque jour du sucre et certains produits transformés, tels que ceux à base de farine blanche ou de la limonade, l'insuline est constamment requise pour équilibrer la glycémie, mais, à force, le taux d'insuline dans le sang pose lui-même problème. Lorsqu'il est en permanence au-dessus de la

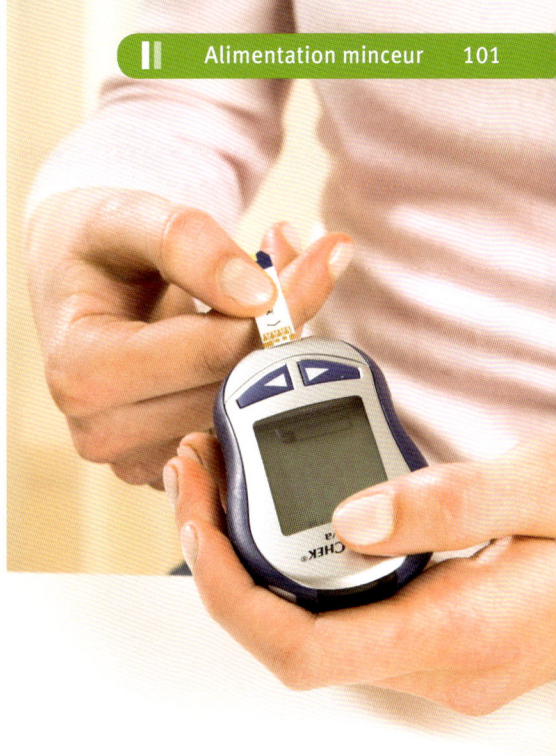

Grâce aux appareils modernes, il est désormais très facile de contrôler soi-même sa glycémie. Il suffit de déposer une goutte de sang sur une bandelette et le taux s'affiche sur l'écran en l'espace de quelques secondes.

normale, on parle d'hyperinsulinisme. Le métabolisme est alors durablement réglé sur le programme de stockage des graisses. Toute graisse ingérée vient augmenter les réserves et l'on grossit de plus en plus.

Du fait de la libération constante d'insuline et de l'augmentation du tissu adipeux, les cellules développent une résistance à l'insuline, ce qui est l'une des causes du diabète de type II. Dès lors, le glucose sanguin a du mal à atteindre les cellules et la glycémie ne redescend plus. Il s'en suit une nouvelle libération d'insuline, et c'est le cercle vicieux. Le métabolisme de l'homme moderne, dont l'alimentation est riche en mauvais glucides, s'est transformé en une véritable machine à fabriquer du gras.

Il est pourtant possible de traiter le mal à la racine, c'est-à-dire de faire redescendre progressivement l'insulinémie par la consommation de bons glucides. Une fois un certain niveau atteint, le processus s'inverse et les graisses, au lieu d'être indéfiniment stockées, sont détruites. La résistance des cellules à l'insuline disparaît et l'on peut alors conserver durablement son poids d'équilibre.

Changez vos habitudes alimentaires

Consultez la colonne de gauche du tableau page 103. Vous y trouverez les aliments auxquels il est préférable de renoncer lorsqu'on veut perdre du poids.

En clair, cela signifie qu'il vous faudra éviter au maximum tous les aliments à indice glycémique élevé, qui font grossir, et cela non seulement aussi longtemps que vous n'aurez pas atteint votre poids d'équilibre, mais aussi durant les 6 mois qui suivront l'obtention de ce résultat. Examinez maintenant la colonne de droite. Les principaux aliments à haute valeur nutritionnelle dont devra désormais se composer votre alimentation y sont répertoriés. Même passé le délai de 6 mois nécessaire pour pouvoir parler de stabilisation, ces aliments devront être la règle et ceux de la colonne de gauche, l'exception.

CONSEIL POUR RÉUSSIR

Si l'on veut perdre du poids, il faut rompre le cercle vicieux de l'augmentation de l'insuline et de l'anabolisme lipidique. Un seul moyen est possible : renoncer aux mauvais glucides et se rabattre sur les bons (produits laitiers, céréales complètes, fruits et légumes frais). En procédant ainsi, les kilos en trop fondent normalement à vue d'œil.

Le « qui est qui » de l'indice glycémique

Quels sont les aliments qui contiennent les mauvais glucides, qui font grossir, et quels sont ceux qui contiennent les bons, qui font maigrir ? C'est ce que le tableau ci-dessous – reposant sur les observations du professeur P. A. Crapo – nous permet de savoir. La hiérarchie établie entre les différents aliments repose sur leur teneur en glucose. Ceux dont l'indice glycémique est supérieur à 50 entrent dans la catégorie des « mauvais glucides ».

IG élevé (mauvais glucides)		IG faible (bons glucides)	
Bière	110	Pain aux céréales ou au son	50
Maltose	110	Riz complet	50
Limonades, sodas	100	Petits pois	50
Glucose	100	Muesli complet sans sucre	50
Pommes de terre sautées ou au four	95	Jus de fruits frais non sucrés	40
Pain blanc (qualité fast-food)	95	Pain de seigle complet	40
Riz précuit	90	Flocons d'avoine	40
Purée industrielle	90	Pâtes complètes	40
Miel	90	Haricots verts et rouges	40
Carottes cuites	85	Pain complet	35
Corn-flakes	85	Seigle	35
Bretzel	85	Produits laitiers	35
Frites	80	Pois cassés	35
Jus de fruits sucrés	80	Sorbets aux fruits non sucrés	35
Sucre (saccharose)	75	Abricots secs	30
Baguette	70	Haricots secs, lentilles, pois chiches	30
Barres chocolatées	70	Fruits à coque	15–30
Biscuits	70	Fruits frais	10–30
Pommes de terre bouillies	70	Confiture sans sucre	25
Maïs	70	Chocolat à plus de 70 % de cacao	20
Riz blanc	70	Fructose	20
Pain bis	65	Yaourt nature sans sucre	15
Banane mûre	60	Légumes frais, tomate, citron	< 15
Fruits secs	60	Champignons	15
Confiture	55	Haricots mungo	15
Pâtes	55	Cacahuètes	15

Il y a « graisse » et « graisse »

Ce ne sont donc pas forcément les graisses qui, par leur seule présence, occasionnent les rondeurs. Ce qui fait vraiment grossir, ce sont les mauvais glucides, qui, en provoquant une libération accrue d'insuline, favorisent la migration des acides gras en suspension dans le sang vers les cellules de stockage.

Mais les graisses ont, elles aussi, leurs bons et leurs mauvais côtés. La première chose est que nous en mangeons trop (140 g en moyenne par jour au lieu des 80 g recommandés) et surtout trop de celles qui sont mauvaises.

Privilégiez les acides gras insaturés

> Les mauvaises graisses comprennent notamment les acides gras insaturés, que l'on trouve dans les produits d'origine animale tels que les laitages entiers ou la charcuterie, mais aussi dans certains produits d'origine végétale, comme l'huile de palme ou de coco. Ils font monter le taux de cholestérol, augmentant ainsi le risque de maladies cardiovasculaires, et favorisent en outre tous les autres problèmes de santé caractéristiques des pays développés, notamment l'obésité. Environ 60 % des graisses que nous ingérons sont saturées : c'est beaucoup trop.

> Les acides mono et poly-insaturés sont, en revanche, considérés comme de bonnes graisses. Liquides à température ambiante, ils constituent un élément très important de l'alimentation, dans la mesure où notre organisme ne peut pas les synthétiser. On les trouve surtout dans le poisson, les graines, les fruits à coque et les olives, ainsi que dans plusieurs huiles telles que l'huile d'olive, de carthame, de graines de courge, de colza, de pépins de raisin, de sésame, de noix ou de tournesol. Elles ne font pas grossir et sont toutes parfaitement adaptées à la cuisson des aliments et à l'assaisonnement des salades.

Les bonnes associations

Bons et mauvais glucides, bonnes et mauvaises graisses : lorsque deux mauvais éléments se retrouvent dans une même assiette, les

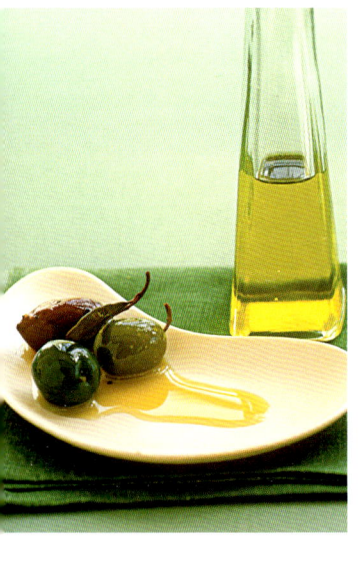

L'huile d'olive, l'huile de colza, l'huile de lin et consorts contiennent quantité de nutriments indispensables, notamment des acides gras insaturés dont on connaît les bienfaits en termes de santé.

cellules adipeuses ouvrent grand leurs portes. Aussi y a-t-il des associations à éviter absolument. En voici quelques exemples :
- pâtes et sauce à la crème ;
- baguette et fromage gras ;
- lard et pommes de terre.

Vous aurez en revanche tout juste si vous combinez notamment :
- blanc de poulet et salade verte ;
- pain complet et bâtonnets de légumes ;
- fruits frais, flocons d'avoine et fruits à coque ;
- riz complet et poisson de mer ou fruits de mer.

La pomme de terre, par ailleurs très saine, fait malheureusement partie des aliments à IG élevé. Alors n'en abusez pas et évitez surtout de l'associer avec des aliments gras.

Des protéines pour les cellules

C'est avec 22 acides aminés, éléments protéiques, que l'organisme fabrique constamment de nouvelles cellules, arme le système immunitaire et produit hormones et enzymes (voir pages 15 et suivantes). D'après la Deutsche Gesellschaft für Ernährung, pendant allemand de l'Institut français pour la nutrition (IFN), nous avons besoin d'environ 0,8 à 1 g de protéines par jour et par kg (poids du corps). En tant que joggeur, il n'y a aucun inconvénient à ce que vous augmentiez un peu les apports : 1,2 à 1,5 g par kg (poids du corps).

On trouve des protéines aussi bien dans les produits d'origine animale que dans ceux d'origine végétale. Au nombre des sources saines figurent les produits laitiers allégés, le poisson, la volaille, les légumes secs, la farine complète, les fruits à coque et les graines.

Répartissez votre consommation protéique de manière équilibrée sur la journée, à raison de 10 à 20 g par repas. Lorsqu'on mange trop de protéines d'un coup, l'organisme élimine par les reins ce qu'il ne peut pas utiliser tout de suite.
- **10 g de protéines** correspondent par exemple à 300 g de yaourt, 80 g de flocons d'avoine ou 35 g de cacahuètes.
- **20 g de protéines** correspondent par exemple à 100 g de mozzarella, 150 g de fromage blanc allégé ou 100 g de thon.

CONSEIL

Pour une bonne alimentation, il est primordial, surtout lorsqu'on a du poids à perdre, de veiller à avoir des apports équilibrés en bonnes graisses (acides gras mono et poly-insaturés), en bons glucides (à IG faible), en protéines et en fibres. Vous trouverez des exemples d'associations bénéfiques dans le programme brûle-graisses éclair à partir de la page 108.
Suivez en outre le modèle crétois : mangez peu de graisses animales et privilégiez les huiles végétales et le poisson.

Un précieux lest

« Ça ne tient pas au corps », entend-on souvent dire avec un soupçon de dédain. Certains éléments, contenus notamment dans les légumes, les fruits et les céréales, n'ont en effet aucune valeur nutritive. Pourtant, ces constituants, appelés « fibres alimentaires », jouent un rôle fondamental dans la digestion.

Certaines d'entre elles, comme la cellulose, la lignine, la pectine, l'amidon ou les mucilages, ont un effet particulièrement bénéfique sur le transit intestinal. Lorsque l'alimentation n'en contient pas suffisamment, il y a un risque de constipation chronique. Les aliments riches en fibres – c'est-à-dire tous les légumes frais, la salade verte, l'endive, les petits pois, les épinards, les haricots verts, les fruits et les céréales – contiennent en outre beaucoup de vitamines et d'oligoéléments.

Elles freinent par ailleurs l'absorption des lipides et des glucides par l'intestin, et certaines stimulent même la libération de sels biliaires, qui digèrent les graisses. Consommer moins de graisses réduit le risque d'artériosclérose, tandis que diminuer l'absorption des glucides prévient l'augmentation de la glycémie.

On voit donc que la valeur nutritive n'est pas le seul paramètre à prendre en considération. Les fibres, qui en sont dépourvues, n'en sont pas moins indispensables à l'équilibre alimentaire.

Hydratez-vous !

Bien que l'organisme ait besoin d'eau en abondance pour rester en bonne santé, nous buvons généralement beaucoup trop peu. Nous n'y pensons tout simplement pas. Il faut normalement absorber 3 litres de liquide répartis dans la journée, et davantage encore lorsqu'on fait du sport.

Une façon simple pour ne pas l'oublier est d'intégrer l'hydratation à son planning, comme par exemple prendre un ou deux verres d'eau ou d'infusion le matin et à chaque repas. Les jus de fruits fraîchement pressés et les jus en bouteille sans sucre ajouté, que l'on aura soin d'allonger avec un peu d'eau, conviennent également très bien. Les trois litres quotidiens recommandés ne tiennent pas compte du café, du thé, ni des alcools. En stimulant la

---

CONSEIL

La meilleure boisson pour les sportifs reste encore le mélange jus de pomme/eau légèrement gazeuse. Le jus de pomme apporte le potassium nécessaire à la contraction des muscles, l'eau, le magnésium (qui favorise l'oxygénation des cellules) et le calcium (qui améliore la mobilité, la coordination et la rapidité de réaction).

fonction rénale, ces boissons favorisent au contraire l'élimination de l'eau. Aussi chaque tasse (ou verre) consommée devrait-elle être compensée par une quantité égale d'eau.

Boissons inutiles

Les boissons énergisantes sont totalement superflues pour les sportifs. Elles n'apportent rien de plus que l'eau et le jus de pomme. La seule différence notoire est le prix à payer pour paraître à la mode.

Les limonades et les boissons comme les colas sont, quant à elles, à prohiber lorsqu'on veut perdre du poids, car elles sont extrêmement sucrées. La bière ne vaut pas beaucoup mieux : elle fait monter la glycémie en flèche, car le maltose est un sucre pur. Le houblon contient en outre des phytohormones qui, à force, confèrent aux hommes des formes rondes, très peu seyantes, au niveau de la poitrine et surtout du ventre.

CONSEIL POUR RÉUSSIR

Le professeur Michael Hamm, médecin nutritionniste, nous éclaire sur les substances amincissantes dans les aliments qui favoriseraient le métabolisme lipidique :

> **La carnitine** (viande) stimule l'irrigation des tissus et dilate les vaisseaux sanguins, ce qui, en endurance, peut favoriser la combustion des graisses.

> **Le chrome** (céréales complètes, prunes, viande, œufs, brocoli), en cas de problèmes de transformation du glucose, permet d'éviter les fluctuations trop importantes de la glycémie et prévient les fringales.

> **Les enzymes** d'ananas, de mangue et de papaye stimulent la digestion des protéines sans effet direct sur la combustion des graisses.

> **La caféine** réveille, mais favorise la dégradation des corps gras en acides libres qui doivent être brûlés.

> **Le magnésium** (fruits à coque, graines, céréales, riz complet et millet) stimule le métabolisme, mais le fait d'augmenter les apports n'entraîne pas une combustion accrue des graisses.

> **Les algues marines**, par leur teneur élevée en iode, stimulent la production d'hormones thyroïdiennes. Mais l'équation « plus d'iode ingéré, plus de graisses brûlées » ne se vérifie pas. La supplémentation en iode n'est en réalité utile qu'en cas de carence avérée.

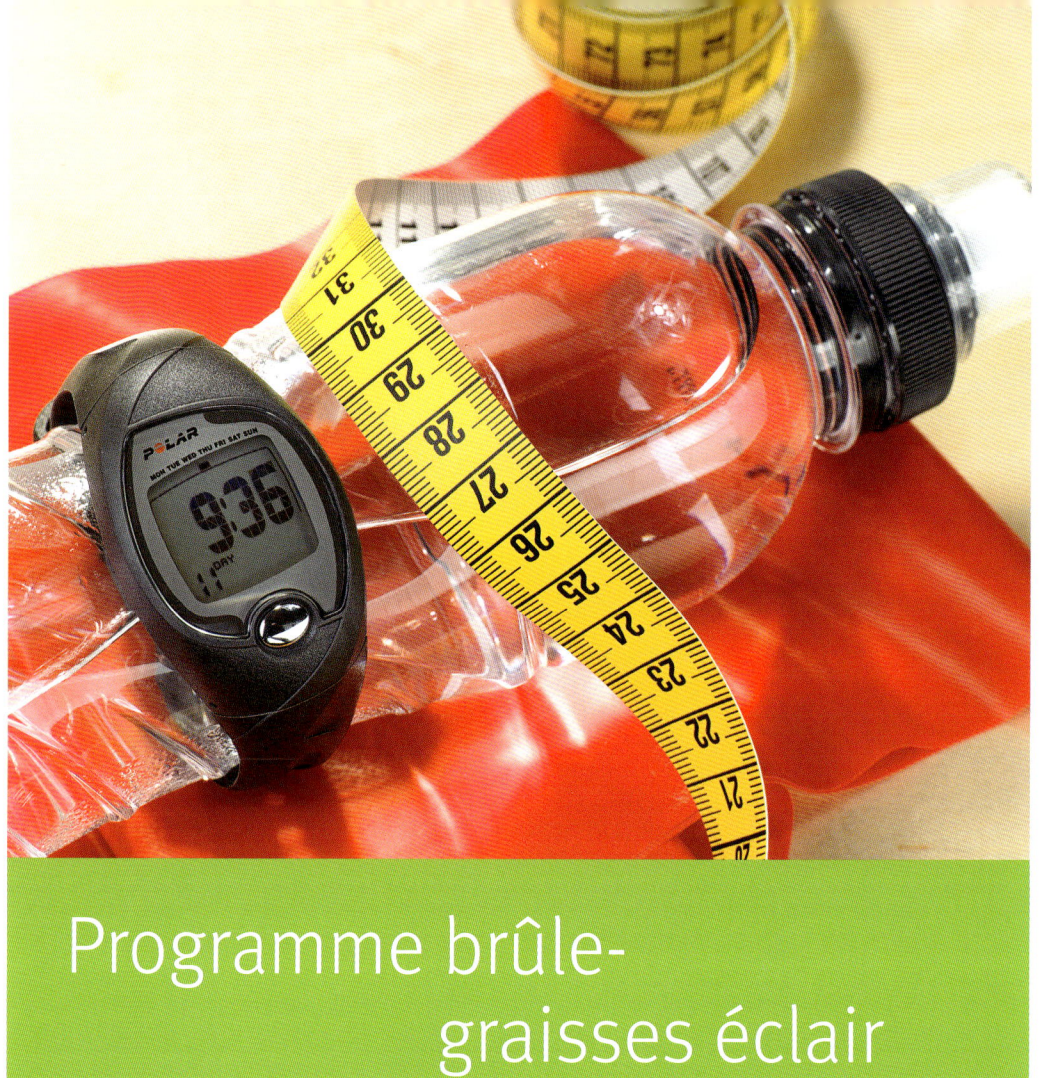

Programme brûle-graisses éclair

Bien que vous couriez déjà depuis un moment, vous n'êtes pas encore complètement satisfait de votre silhouette ? Vous avez été un peu débordé dernièrement et vous n'avez pas eu beaucoup de temps pour vous entraîner ? Ou alors la paresse a à nouveau eu le dessus et vous éprouvez maintenant le besoin de faire quelque chose pour votre ligne ? Alors vous avez tout intérêt à suivre le programme qui suit. Le mieux serait que vous preniez 10 jours de vacances et que vous consacriez tout ce temps à votre corps. Si cela n'est pas possible, commencez au moins un vendredi.

10 jours pour retrouver la forme

Les exercices de renforcement, et surtout le programme de course, sont conçus pour commencer le vendredi et se terminer le dimanche de la semaine suivante. Il est prévu que le travail soit un peu plus intensif durant les deux week-ends, car c'est là que vous aurez le plus de temps.

Il faut compter 25 à 30 minutes pour chacun des programmes de renforcement, avec une minute de récupération entre chaque exercice. Les courses en elles-mêmes dureront 30 à 60 minutes pour les plus courtes, et au maximum 2 heures pour les plus longues, ces dernières exigeant une cadence plus lente.

Conditions requises
Pour mener à bien cette entreprise, vous devez déjà avoir une certaine expérience de la course à pied, c'est-à-dire être capable de tenir 30 minutes sans interruption.

Programmes de renforcement
Les programmes de renforcement 1, 2 et 3 se composent des exercices présentés aux pages 82 à 95, à effectuer sans matériel ou avec une bande en latex.
> Les exercices du programme 1 s'effectuent dans l'ordre suivant : 1, 2, 3, 4, 7, 10, 12, 15.
> Les exercices du programme 2 s'effectuent dans l'ordre suivant : 5, 6, 8, 20, 21, 13, 22, 23.
> Les exercices du programme 3 s'effectuent dans l'ordre suivant : 9, 17, 18, 19, 11, 14, 24, 16.

Le principal est de se sentir bien
Si le programme vous convient tel qu'il est, tant mieux ! Mais rien ne vous empêche de prendre quelques libertés. Si vous n'avez pas faim, sautez la collation. Veillez à bien récupérer. Dormez suffisamment. Hydratez-vous. Votre corps vous en sera reconnaissant. Si vous sentez que c'est trop, réduisez le programme ou bien faites une pause d'une journée en sautant une sortie. On gagne souvent à en faire un peu moins. Le principal est d'y trouver du plaisir.

CONSEIL : programme pour débutants
Si vous n'avez jamais couru ou si vous manquez d'entraînement, le programme complet n'est pas adapté à votre cas. Procédez plutôt comme suit :
> programme diététique tel quel ;
> programmes de renforcement des 5 premiers jours étalés sur 10 jours (un jour sur deux) ;
> programme de course allégé en vous référant, selon votre niveau de condition physique, aux schémas proposés pages 70 et 71.

Premier jour

Renforcement : Programme 1

Petit-déjeuner : Muesli aux fruits et au babeurre

1 petite pomme | 3 cuil. à soupe de jus d'orange | 1 abricot | 4 cuil. à soupe de flocons d'avoine | ½ cuil. à soupe de son de blé | 20 cl de babeurre | 1 cuil. à café de miel.

> Coupez la pomme en petits morceaux et mélangez tous les ingrédients.

Déjeuner : Filet de bœuf aux tagliatelles

80 g de filet de bœuf | 50 g de champignons de Paris | ½ gousse d'ail | 1 petit oignon | 2 cuil. à café d'huile | 100 g d'épinards en branches surgelés | 2 cuil. à café de sauce soja | 5 cl de bouillon de légumes | 1 pincée de sucre | 100 g de tagliatelles complètes | Gingembre en poudre | Sel | Poivre

1 Passez la viande sous l'eau et détaillez-la en lanières. Nettoyez les champignons et coupez-les en lamelles. Pelez et hachez l'ail et l'oignon.
2 Faites revenir l'ail et l'oignon dans l'huile. Ajoutez la viande et faites revenir à nouveau.
3 Ajoutez les champignons, les épinards, la sauce soja, le bouillon de légumes et le sucre, et laissez cuire à feu doux pendant 10 minutes.
4 Faites cuire entre-temps les pâtes *al dente* dans de l'eau salée, puis, après les avoir bien égouttées, versez-les dans la poêle et mélangez-les à la viande et aux légumes. Ajoutez gingembre, sel et poivre.

Sortie

> 30 minutes de course d'endurance à cadence modérée, à environ 65 % de votre fréquence cardiaque maximale.

Dîner : Salade jambon/tomate

100 g de jambon cuit | 50 g de champignons de Paris | 1 tomate | Basilic frais | 1 à 2 cuil. à soupe d'huile de colza | 1 cuil. à soupe de vinaigre de vin blanc | Quelques feuilles d'endive | Sel | Poivre

1 Coupez le jambon en lanières. Nettoyez et coupez les champignons en lamelles. Lavez et coupez la tomate en huit. Lavez et ciselez le basilic.
2 Mélangez l'huile, le vinaigre, le poivre et le sel. Lavez les feuilles d'endive et servez-vous-en pour décorer.

IMPORTANT

Avant de prendre le départ, encore une chose : l'ordre dans lequel sont à chaque fois mentionnés les exercices et les repas correspond au déroulement chronologique de la journée.

COLLATION : Fromage blanc à la pomme

Mélangez une pomme coupée en petits morceaux, 2 cuil. à soupe de fromage blanc maigre, 1 cuil. à café de jus de pomme concentré et une pincée de cannelle en poudre.

Deuxième jour

Renforcement : Programme 2

Sortie
> 30 minutes de course d'endurance à cadence normale, à environ 75 % de votre FCM.

Petit-déjeuner : Tartine œuf/poivron
1 œuf dur | 1 tranche de pain complet | Beurre | ¼ de poivron rouge | Un peu de cresson
> Beurrez la tranche de pain et garnissez-la avec l'œuf coupé en rondelles, le quart de poivron coupé en petits morceaux et le cresson.

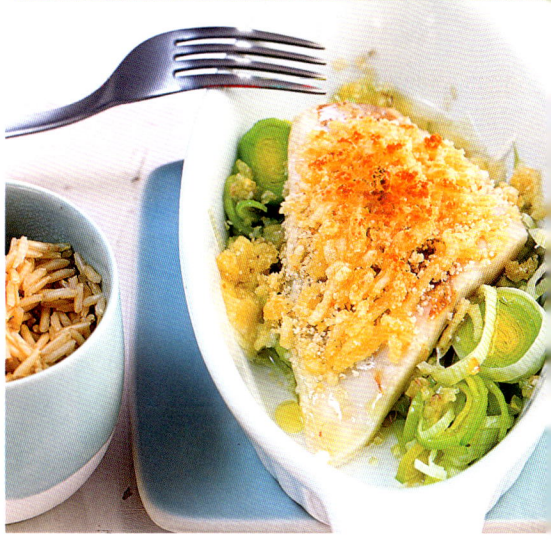

Déjeuner : Filet de merlu sur lit de poireaux
150 g de filet de merlu | 1 échalote | 50 g de poireaux | 2 cuil. à café d'huile d'olive | 5 cl de vin blanc | 2 cuil. à soupe d'édam râpé | 1 cuil. à soupe de chapelure | Sel | Poivre
Accompagnement : riz complet

1 Préchauffez le four à 180 °C (thermostat 6). Salez et poivrez le poisson.
2 Pelez et hachez l'échalote, lavez et coupez les poireaux en rondelles. Faites revenir le tout dans l'huile et ajoutez le vin. Versez dans un plat à gratin, puis disposez le filet de merlu par-dessus. Mettez au four et laissez cuire environ 10 minutes.
3 Mélangez édam et chapelure, saupoudrez le poisson, puis laissez gratiner 3 minutes.

Du poisson à midi : le filet de merlu gratiné est servi sur un lit de poireaux.

COLLATION :
Lait aux myrtilles
Écrasez 50 g de myrtilles dans 15 cl de lait écrémé (0,2 % MG) et ajoutez 1 cuil. à soupe de sirop d'érable.

Sortie
> 5 minutes de dérouillage. Travail fractionné : cadence rapide pendant 1 ou 2 minutes en montant à 85-95 % de votre FCM, puis cadence plus lente à 65 % de votre FCM. Alternez six fois. Finissez par 10 minutes à cadence lente.

Dîner : Carpaccio de courgette
50 g de tilsiter en tranches | 1 courgette | 2 cuil. à café de vinaigre balsamique blanc | 1 cuil. à soupe d'huile d'olive | ½ poivron rouge | Oignon blanc | Basilic | Sel | Poivre

1 Coupez le tilsiter en carrés. Lavez et coupez la courgette en tranches. Disposez alternativement les tranches de fromage et de courgette sur une assiette. Versez un filet d'huile, salez, poivrez.
2 Lavez, épépinez et coupez le poivron en dés. Épluchez et coupez les oignons en fines rondelles. Disposez-les sur le carpaccio et parsemez le tout de basilic.

Troisième jour

Renforcement : Programme 3

Petit-déjeuner : Lait caillé aux fraises
50 g de fraises | 10 cl de lait caillé | 1 c à café de miel | 1 à 2 cuil. à soupe de flocons d'avoine
> Mélangez les fraises en morceaux aux autres ingrédients.

Déjeuner : Pommes de terre en robe des champs et fromage blanc aux poivrons
200 g de pommes de terre | ¼ de poivron rouge | ¼ de poivron jaune | 150 g de fromage blanc maigre | Lait écrémé (facultatif) | 2 cuil. à café de ciboulette | Paprika | Sel | Poivre
1 Lavez et faites cuire les pommes de terre avec leur peau à l'eau salée.
2 Entre-temps, lavez et séchez les poivrons, coupez-les en dés et mélangez au fromage blanc. Ajoutez éventuellement un peu de lait. Salez, poivrez et saupoudrez de paprika. Parsemez de ciboulette.
3 Pelez les pommes de terre et servez avec le fromage blanc.

Sortie
> Course d'endurance d'une heure ou deux selon vos possibilités, à cadence lente, c'est-à-dire environ 65 % de votre FCM.

Dîner : Salade de pâtes au thon et aux légumes
100 g de pâtes complètes | 1 petite carotte | 50 g de courgettes | ½ poireau | 1 cuil. à café d'huile d'olive | 2 cuil. à soupe de petits pois (conserve) | 1 gros cornichon au vinaigre | ½ oignon | 50 g de thon au naturel | 1 cuil. à soupe de vinaigre | 1 cuil. à soupe de yaourt maigre | ½ cuil. à café de moutarde | 1 cuil. à soupe de ciboulette hachée | Sel | Poivre

---

COLLATION :
Yaourt à la mangue
Écrasez ½ mangue dans 200 g de yaourt à 0 % MG et sucrez avec 1 cuil. à café de miel.

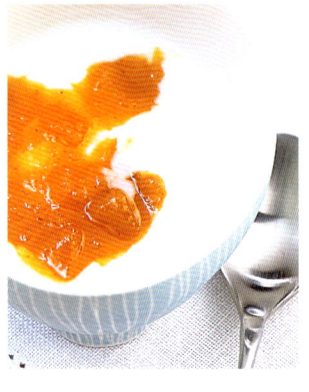

1 Faites cuire les pâtes *al dente* dans de l'eau salée. Épluchez et coupez la carotte en petits dés que vous mettrez dans l'eau des pâtes pendant la cuisson.
2 Épluchez et coupez les courgettes en dés. Lavez et coupez le poireau en deux dans le sens de la longueur, puis en rondelles. Faites-le revenir dans l'huile avec les petits pois.
3 Égouttez les pâtes et mélangez-les aux légumes poêlés.
4 Coupez le cornichon et l'oignon en dés. Émiettez un peu le thon.
5 Mélangez le vinaigre, le yaourt et la moutarde. Salez et poivrez.
6 Mélangez tous les ingrédients, laissez macérer et parsemez de ciboulette.

Quatrième jour

Renforcement : Programme 2

Petit-déjeuner : Muesli fitness
1 pomme | 2 abricots secs | Quelques grains de raisin noir | 100 g de yaourt maigre | 2 cuil. à soupe de flocons d'avoine | 1 cuil. à soupe de pignons de pin
› Coupez la pomme en morceaux et mélangez tous les ingrédients.

Déjeuner : Poêlée de pâtes
100 g de torsades complètes | 75 g de carottes | 75 g de courgettes | 1 petit oignon | 2 cuil. à café d'huile de colza | 75 g de petits pois surgelés | 2 cuil. à café de menthe hachée | Sel | Poivre
1 Faites cuire les pâtes *al dente* dans de l'eau salée. Épluchez les carottes et les courgettes. Coupez les carottes en petits dés et les courgettes en fines rondelles.
2 Pelez, hachez et faites revenir l'oignon dans l'huile. Ajoutez les carottes, les courgettes et les petits pois, et laissez cuire.
3 Mélangez pâtes, légumes et menthe. Salez et poivrez.

Sortie
› Félicitations ! Vous êtes presque à la moitié du programme ! Aujourd'hui, c'est repos. Contentez-vous de quelques exercices d'étirement pour vous détendre (voir pages 54 à 59).

CONSEIL
Après 3 jours consécutifs de travail d'endurance, le moment est venu de vous accorder une trêve. Profitez du quatrième jour, qui ne comprend aucune sortie, pour vous consacrer à une activité de détente ou vous allonger une heure sur votre canapé avec un bon livre. Le lendemain, vous serez ainsi frais et dispos pour reprendre l'entraînement de plus belle.

COLLATION :
Salade de fruits
Coupez 200 g de fraises et ¼ de melon en petits morceaux, mélangez et parsemez de graines de courges.

Dîner : Soupe de tomates

50 g de céleri-rave | ½ oignon | 1 petite gousse d'ail | Persil | 300 g de tomates bien mûres | 2 cuil. à café d'huile d'olive | 6 cl de vin rouge | Poivre de Cayenne | 1 à 2 cuil. à café de bouillon de légumes | ½ cuil. à café de miel | 3 cuil. à soupe de crème fraîche | Basilic | Accompagnement : pain complet grillé

1 Épluchez, lavez et coupez le céleri en dés. Pelez et hachez l'ail et l'oignon. Lavez le persil, détachez les feuilles de la tige et hachez-les.
2 Lavez et coupez les tomates en deux, faites-les cuire dans 10 cl d'eau pendant environ 5 minutes, puis passez-les au tamis.
3 Faites revenir le céleri, l'oignon et l'ail dans l'huile. Ajoutez les tomates, le persil, le vin rouge, le bouillon de légumes et le miel. Poivrez. Laissez mijoter à couvert pendant environ 15 minutes.
4 Écrasez la soupe et ajoutez la crème fraîche. Parsemez de basilic.

Cinquième jour

Renforcement : Programme 1

Petit-déjeuner : Tartine aux petits radis

1 tranche de pain complet | 2 cuil. à café de cottage cheese | ½ botte de petits radis | Sel | Poivre

> Tartinez le pain avec le cottage cheese et parsemez des petits radis préalablement coupés en rondelles, salez et poivrez.

Déjeuner : Émincé de dinde

½ courgette | 1 carotte | ½ oignon | ½ gousse d'ail | 150 g d'escalope de dinde | 2 cuil. à café d'huile de colza | 1 à 2 cuil. à café de curry | 7 cl de bouillon de volaille | 1 cuil. à café de fécule | 1 à 2 cuil. à café de sauce soja | Sel | Poivre noir | Accompagnement : riz complet

1 Épluchez la carotte et la courgette et coupez-les en dés. Pelez et hachez menu l'ail et l'oignon.
2 Détaillez l'escalope rincée en lanières que vous ferez revenir dans l'huile. Ajoutez sel, poivre et curry, puis l'ail, l'oignon et les légumes, mélangez. Versez le bouillon et laissez mijoter à couvert.
3 Mêlez un peu d'eau à la fécule et ajoutez à la préparation. Portez rapidement à ébullition, puis ajoutez la sauce soja.

COLLATION :
Kéfir aux myrtilles
Écrasez 100 g de myrtilles dans 20 cl de kéfir. Ajoutez 2 cuil. à soupe de flocons d'avoine tendre et 1 cuil. à café de miel, puis écrasez encore un peu.

Sortie

> Course d'endurance de 50 à 55 minutes : 15 minutes à 60-70 % de votre FCM, 15 minutes à 70-80 % de votre FCM, 15 minutes à 80-90 % de votre FCM et 5 à 10 minutes en petites foulées.

Dîner : Bruschetta

4 tranches de baguette complète | 2 tomates | 2 cuil. à café d'huile d'olive | 1 cuil. à soupe de basilic haché | 1 gousse d'ail | Sel | Poivre

1 Faites griller les tranches de pains. Lavez, coupez et épépinez les tomates en quatre, puis en dés.
2 Faites-les revenir dans l'huile. Laissez un peu refroidir, puis ajoutez le basilic, le sel et le poivre.
3 Coupez l'ail en deux et frottez le pain avec. Étalez les dés de tomates sur le pain.

Sixième jour

Renforcement : Programme 3

Petit-déjeuner : Tartines aux œufs brouillés

2 tranches de pain complet | Beurre | Quelques feuilles de salade | 2 tranches de jambon sans la couenne | 2 œufs | 1 cuil. à café de ciboulette hachée

> Préparez les œufs brouillés, beurrez légèrement les tranches de pain et garnissez avec les tranches de jambon, la salade et les œufs. Parsemez de ciboulette.

Déjeuner : Poêlée de pommes de terre à l'orientale

80 g de filet de bœuf | 1 cuil. à soupe de sauce soja | 1 cuil. à café de jus de citron | ½ cuil. à café de fécule alimentaire | 1 petite carotte | 100 g de pommes de terre à chair ferme | 2 petits oignons blancs | 1 cuil. à soupe d'huile de colza | 5 cl de bouillon de légumes | 30 g de germes de soja | 1 cuil. à soupe de xérès sec | 1 cuil. à café de gingembre râpé | Sel | Poivre

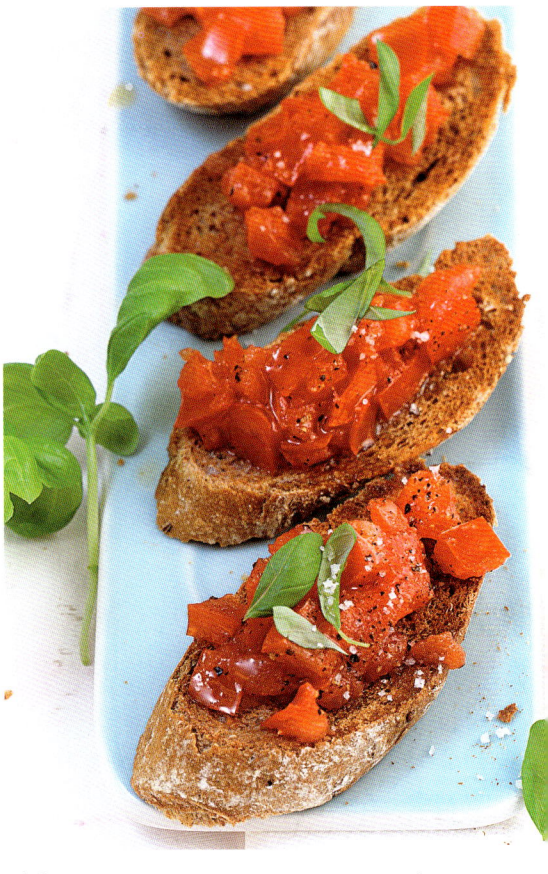

Bruschetta : pour se replonger le temps d'un repas dans le souvenir de vacances ensoleillées.

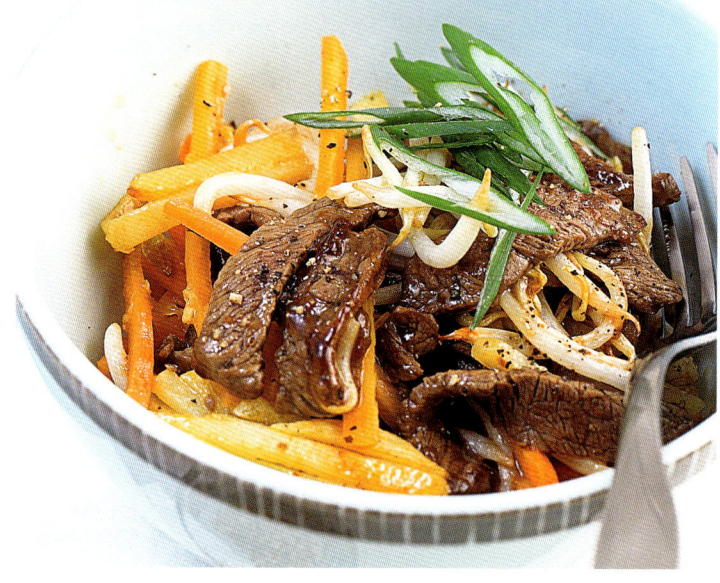

Filet de bœuf, pommes de terre, germes de soja et épices : l'Asie s'invite dans votre assiette.

COLLATION :
Dips de poivron
Coupez un poivron en lanières que vous tremperez dans 30 g de fromage frais maigre.

1 Passez la viande sous l'eau et détaillez-la en lanières que vous mélangerez avec la sauce soja, le jus de citron et la fécule. Laissez mariner environ 20 minutes.
2 Épluchez carotte et pommes de terre, et taillez le tout en bâtonnets. Lavez et coupez les oignons en fines rondelles.
3 Faites chauffer l'huile dans un wok et mettez la viande marinée à revenir, puis réservez-la.
4 Faites revenir les bâtonnets de carotte et de pommes de terre dans le wok. Ajoutez le bouillon et le restant de marinade, et laissez cuire environ 5 minutes.
5 Mettez la viande, les germes de soja et les oignons en rondelles à cuire avec le reste. Ajoutez sel, poivre, xérès et gingembre râpé.

Sortie
> 30 minutes de course d'endurance normale à environ 75 % de votre fréquence cardiaque maximale.

Dîner : Omelette au saumon
1 œuf | 1 pincée de poivre de Cayenne | 1 cuil. à soupe d'aneth haché | 1 cuil. à soupe de ciboulette hachée | 50 g de saumon fumé | 1 cuil. à café d'huile | 1 tranche de pain complet | Sel | Poivre
1 Battez l'œuf avec les herbes et les épices. Détaillez le saumon en lanières.
2 Faites chauffer l'huile dans une poêle. Versez-y l'œuf battu et les lanières de saumon et laissez prendre. Étalez sur le pain.

Septième jour

Renforcement : Programme 2

Petit-déjeuner : Muesli à l'orange

1 orange | 1 cuil. à soupe de noix hachées | 3 à 4 cuil. à soupe de flocons d'avoine gros | 25 cl de lait écrémé | 2 cuil. à café de miel

> Coupez l'orange en quartiers et mélangez-les avec les noix et les flocons d'avoine. Versez le lait par-dessus et ajoutez le miel pour sucrer.

Déjeuner : Salade de poulet

100 g de poitrine de poulet | 2 cuil. à café d'huile de colza | 1 pamplemousse | 1 petit oignon rouge | ½ avocat | 2 cuil. à café de jus de citron | 1 cuil. à soupe de vinaigre de vin blanc | 1 pincée de sucre | 1 cuil. à soupe d'huile d'olive | 1 cuil. à soupe de ciboulette hachée | Sel | Poivre | Accompagnement : petits pains complets

1 Passez la viande sous l'eau, salez et poivrez. Faites-la cuire dans l'huile de colza et détaillez-la en lanières après l'avoir laissée refroidir.
2 Épluchez le pamplemousse et coupez-le en deux. Pelez et coupez l'oignon en rondelles. Coupez l'avocat, retirez noyau et peau et taillez la chair en fines lamelles. Arrosez du jus de citron.
3 Mélangez le vinaigre, le sucre, l'huile d'olive et la ciboulette. Salez et poivrez. Mélangez les ingrédients à cette vinaigrette.

COLLATION :
Fromage blanc au chou-rave
Râpez ½ chou-rave et mélangez-le à 1 cuil. à soupe de fromage blanc maigre et 1 cuil. à soupe d'herbes hachées.

Sortie

> Pendant environ 45 minutes, laissez libre cours à votre imagination et faites selon votre humeur. Choisissez de préférence un parcours présentant des montées et des descentes. Variez la cadence entre marche et sprint et n'hésitez pas à slalomer ou à faire des sauts.

Dîner : Soupe jardinière

125 g de chou-fleur | 50 g de pois mange-tout | ½ poivron | 25 cl de bouillon de légumes | 1 tranche de pain complet grillé | 5 g de beurre | 1 cuil. à café de parmesan | Sel | Poivre | 1 cuil. à café de persil

1 Lavez les légumes et séparez les rosettes du chou-fleur. Coupez les pois mange-tout en losanges et le poivron en dés.
2 Portez le bouillon à ébullition et plongez-y les légumes pendant 15 minutes.

3 Coupez le pain grillé en cubes que vous ferez revenir dans le beurre et mélangerez au parmesan.
4 Salez et poivrez la soupe, puis saupoudrez de persil et des croûtons.

Huitième jour

Sortie
> 30 minutes de course d'endurance lente à jeun, à 65 % de votre FCM.

Petit-déjeuner : Tartine au fromage frais et à la poitrine de dinde
1 cuil. à soupe de fromage frais allégé | 1 cuil. à soupe de flocons d'avoine | Jus de citron | ½ cuil. à café de raifort | 1 tranche de pain complet | 1 tranche de poitrine de dinde fumée

1 Mélangez le fromage, les flocons d'avoine, le jus de citron et le raifort.
2 Étalez le tout sur le pain et recouvrez avec la tranche de dinde.

> **COLLATION :**
> Pamplemousse au miel
> Coupez un pamplemousse en deux, réservez une moitié et faites couler un peu de miel sur l'autre.

Déjeuner : Filet de bœuf à la ratatouille
100 g de pommes de terre | ½ aubergine (petite) | 1 petite courgette | ½ poivron rouge | ½ poivron jaune | 2 petites tomates | 1 cuil. à soupe d'huile d'olive | 1 branche de thym | 125 g de filet de bœuf | Sel | Poivre noir

1 Épluchez les pommes de terre et faites-les cuire dans de l'eau salée.
2 Lavez et coupez en dés l'aubergine, la courgette, les poivrons et les tomates. Faites-les revenir dans un peu d'huile. Ajoutez un peu d'eau, salez et poivrez. Mettez la branche de thym et laissez mijoter le tout pendant environ 20 minutes.
3 Passez la viande rincée et essuyée dans un peu d'huile et faites-la cuire dans une poêle 2 minutes de chaque côté. Salez et poivrez.

Renforcement : Programme 3

Dîner : Sandwich au jambon
2 tranches de pain complet | 1 feuille de salade | 1 petit radis | 1 gros cornichon au vinaigre | 1 cuil. à café de crème fraîche | 1 tranche de jambon cuit

1 Grillez le pain. Lavez la salade et le radis. Coupez le radis et le cornichon en rondelles.

2 Toastez une tranche de pain grillée avec la crème fraîche. Disposez la salade, le jambon et les rondelles de radis et de cornichon, puis couvrez le tout avec la seconde tranche de pain grillé.

Neuvième jour

Renforcement : Programme 1

Sortie

> 45 minutes de course d'endurance lente à jeun, à environ 65 % de votre FCM.

Petit-déjeuner : Muesli à boire

1 orange | ½ banane | 10 cl de jus de pomme | 2 cuil. à soupe de germes de blé | 10 cl de babeurre | 3 cuil. à soupe de flocons d'avoine tendres

1 Épluchez et coupez l'orange et la banane en morceaux assez gros.
2 Mélangez les fruits aux autres ingrédients et passez le tout au mixeur. Versez dans un grand verre.

Déjeuner : Paella de légumes

½ courgette | ½ poivron rouge | ¼ d'aubergine | 50 g de champignons de Paris | 1 petit oignon | 1 petite gousse d'ail | 2 cuil. à soupe d'huile d'olive | 50 g de riz complet | 2 pincées de safran | 15 cl de bouillon de légumes | 2 cuil. à soupe de petits pois surgelés | Persil haché | Sel

1 Lavez et coupez les légumes en petits morceaux. Pelez et hachez l'ail et l'oignon, et faites-les revenir dans l'huile.
2 Ajoutez le riz et laissez cuire. Ajoutez le safran et les légumes et laissez mijoter un peu.
3 Versez le bouillon et laissez cuire pendant 25 minutes en remuant de temps en temps. Ajoutez les petits pois et laisser cuire encore 5 minutes. Salez et parsemez de persil.

Sortie

> Vous êtes maintenant bien entraîné et il n'y a pas de raison de flancher. Cette sortie consiste en un travail fractionné : 5 minutes de dérouillage, 30 secondes d'accélération (accélérez sur 20 secondes pour

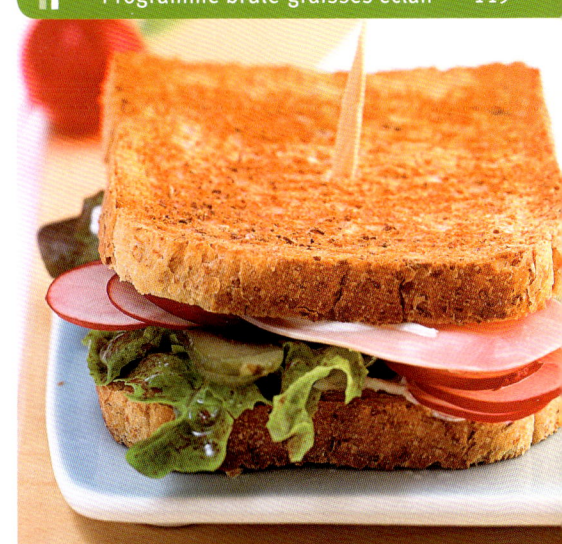

Le soir du 8e jour, le repas sera froid, mais néanmoins créatif : salade, radis et cornichon – frais et croquants – rehaussent le sandwich au jambon.

COLLATION :

Babeurre à l'orange et aux baies d'argousier
Écrasez 2 cuil. à soupe de baies dans 15 cl de babeurre. Ajoutez le jus d'une orange pressée et 2 cuil. à soupe de flocons d'avoine instantanés, puis mélangez.

atteindre votre allure maximale et maintenez 10 secondes), 2 minutes de petites foulées. Alternez cinq fois, puis faites une dernière accélération et terminez par 7 minutes de petites foulées.

Dîner : Salade Tex-Mex

½ poivron rouge | 1 branche de céleri | 50 g de mâche | ½ avocat | 3 cuil. à soupe de haricots nains (conserve) | 1 cuil. à soupe de jus de citron | 1 cuil. à café de miel | 1 cuil. à café d'huile d'olive | Sel | Poivre

1 Lavez et coupez en dés le poivron et le céleri. Lavez et essorez la mâche. Épluchez et coupez l'avocat en fines lamelles.
2 Mélangez tous les ingrédients et assaisonnez avec la vinaigrette.

Dixième jour

Renforcement : Programme 2

Petit-déjeuner : Toast au saumon et à l'œuf dur

50 g de saumon fumé | Quelques câpres | 1 cuil. à soupe d'oignon haché | 1 cuil. à soupe de crème fraîche | 1 cuil. à café de moutarde à l'ancienne | 1 tranche de pain complet | 1 feuille de salade | 1 œuf dur | Sel aux herbes | Poivre

Et pour fêter la fin du programme : risotto aux asperges vertes et crabe.

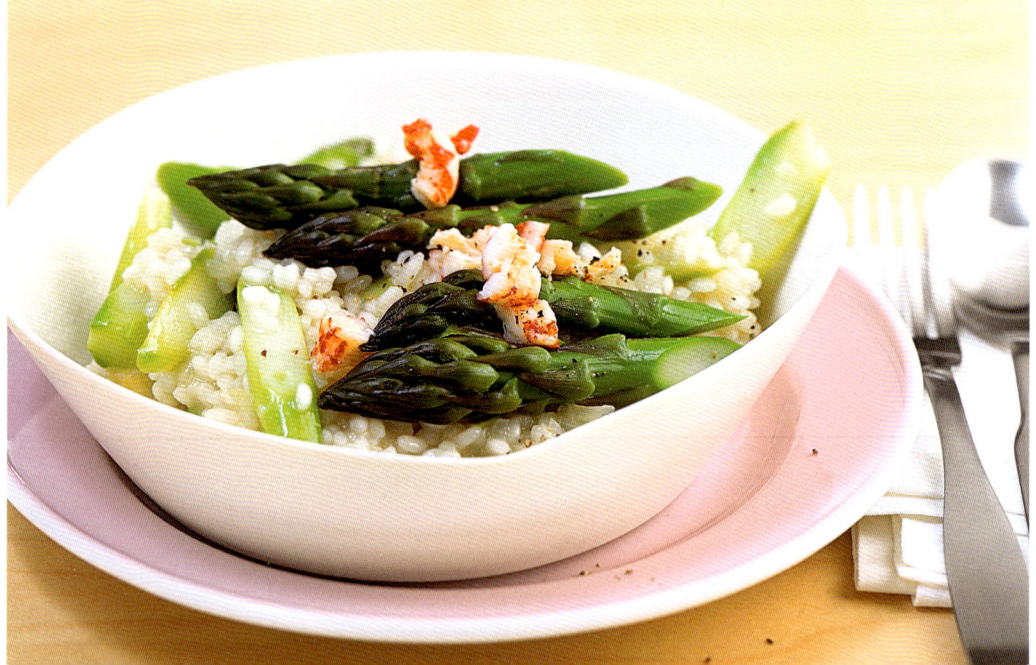

1 Détaillez le saumon en petits dés et mélangez avec les câpres et l'oignon.
2 Mélangez la crème fraîche et la moutarde, salez et poivrez. Toastez la tranche de pain avec le mélange crème/moutarde, couvrez avec la feuille de salade et étalez dessus le mélange au saumon.
3 Écalez l'œuf et coupez-le en rondelles que vous disposerez sur le toast.

Déjeuner : Risotto aux asperges et crabe

250 g d'asperges vertes | Sel | 1 pincée de sucre | ½ oignon (petit) | 2 cuil. à café d'huile d'olive | 90 g de riz rond | 2 cuil. à soupe de vin blanc | Poivre | 50 g de crabe précuit

1 Lavez les asperges et coupez-en l'extrémité dure. Faites bouillir 25 cl d'eau salée et sucrée. Plongez-y les asperges et laissez-les cuire environ 15 minutes. Retirez-les et réservez le bouillon.
2 Coupez les têtes des asperges, réservez-les et détaillez les tiges en tronçons. Épluchez et hachez l'oignon. Faites revenir les tronçons et l'oignon dans l'huile.
3 Ajoutez le riz, laissez chauffer, puis arrosez de vin blanc. Versez ensuite le bouillon progressivement, de manière à ce que le riz soit toujours couvert.
4 Émiettez le crabe et mélangez-le au riz. Salez, poivrez. Ajoutez les têtes des asperges et faites un peu réchauffer.

Sortie

> Course d'endurance d'une à deux heures, selon vos possibilités, à environ 65 % de votre FCM. Et maintenant : félicitations ! Mission accomplie : vous pouvez profiter pleinement de votre soirée !

Dîner : Soupe de riz au safran

25 cl de bouillon de légumes | Quelques stigmates de safran | 20 g de riz non décortiqué | 1 petite courgette | ½ poivron rouge | Un peu de persil | Sel | Poivre

1 Portez le bouillon à ébullition et versez-y le riz et le safran. Laissez cuire à feu moyen pendant environ 30 minutes.
2 Épluchez et râpez la courgette. Lavez et coupez le poivron en dés. Plongez les légumes dans la soupe et laissez cuire environ 50 minutes.
3 Salez, poivrez et parsemez de persil.

COLLATION :
Récompensez-vous avec une barre aux céréales.

CONSEIL : résultats durables
Votre programme de 10 jours a été couronné de succès et vous n'avez qu'une hantise : l'effet Yo-Yo. Dans ce cas, poursuivez sur votre lancée, mais en choisissant la « version light ». Entraînez-vous plus modérément tout en mettant à profit vos acquis en matière de diététique.

Également aux éditions Vigot

Bohlmann F., *Perdre 5 kilos à la carte*
Collectif, *Courir : débuter*
Collectif, *Courir plus vite*
Dr Despeghel M., Pr Heufelder A., *Objectif ventre plat*
Fishpool S., *Initiation et pratique de la course de fond*
Fritzsche D., Pr Elmadfa I., *Bonnes et mauvaises graisses*
Grillparzer M., *Brûleurs de graisses*
Knophius H., *Les Aliments brûleurs de graisses*
Kuehls., *4 mois pour courir un marathon en 4 heures*
Lang-Reeves I., *Avoir un ventre tonique*
Letuwnik S., *Ventre, taille & hanches*
Letuwnik S., *Fesses & cuisses*
Meakin J., *Initiation et pratique de la marche rapide*
Pr Bös K., *Marche et course de fond*
Rüdiger M., *La Marche rapide : Power walking*
Rüdiger M., *Modeler son corps*
Schmidt M. R., Helmkamp A., Mack N., Winski N., *Marche nordique*
Tschirner T., *En forme !*
Tschirner T., *Gym facile*
Winkler N., *Ventre, jambes, fesses intensif*

Adresses utiles

Fédération française d'athlétisme (FFA)
33, avenue Pierre de Coubertin
75640 Paris cedex 13
www.athle.com

Fédération française de gymnastique (FFG)
7 ter, cour des Petites Écuries
75010 Paris
www.ffgym.com

Institut français pour la nutrition (IFN)
71, avenue Victor Hugo
75016 Paris
www.ifn.asso.fr

Index des recettes

Petit-déjeuner
Lait caillé aux fraises 112
Muesli à boire 119
Muesli à l'orange 117
Muesli aux fruits et au babeurre 110
Muesli fitness 113
Tartine au fromage frais et à la poitrine de dinde 118
Tartine aux petits radis 114
Tartine œuf dur/poivron 111
Tartines aux œufs brouillés 115
Toast au saumon et à l'œuf dur 120

Déjeuner
Émincé de dinde 114
Filet de bœuf à la ratatouille 118
Filet de bœuf aux tagliatelles 110
Filet de merlu sur lit de poireaux 111
Paella de légumes 119
Poêlée de pâtes 113
Poêlée de pommes de terre à l'orientale 115
Pommes de terre en robe des champs et fromage blanc aux poivrons 112
Risotto aux asperges et crabe 121
Salade de poulet 117

Collation
Babeurre à l'orange et aux baies d'argousier 119
Dips de poivron 116
Fromage blanc à la pomme 110
Fromage blanc au chou-rave 117
Kéfir aux myrtilles 114
Lait aux myrtilles 111
Pamplemousse au miel 118
Salade de fruits 113
Yaourt à la mangue 112

Dîner
Bruschetta 115
Carpaccio de courgette 111
Omelette au saumon 116
Salade de pâtes au thon et aux légumes 112
Salade jambon/tomate 110
Salade Tex-Mex 120
Sandwich au jambon 118
Soupe de riz au safran 121
Soupe de tomates 114
Soupe jardinière 117

Index

A

Abdominaux 84, 86, 89, 93-94
Accélérations 49
ACH 36
Acide folique 16
Acide lactique 25-26, 48
Acides aminés 14-15, 53, 105
Acides gras 17, 21, 52-53, 101, 104
Acides gras insaturés 104
Adducteurs 58
Adipocytes 17
ADP (adénosine diphosphate) 20-21
Adrénaline 36
Aérobie 24-25, 30-31
Alactacide 25
Algues marines 107
Alimentation 12, 18, 97, 104
Anaérobie 24-25, 31
Analyse sur tapis roulant 63
Artériosclérose 106
ATP (adénosine triphosphate) 20, 21

B

Bandes en latex 78, 83, 92-95
Boissons 106-107
Boissons énergisantes 107
Brûle-graisses 108

C

Cadence 23, 33, 37, 48-49
Caféine 107
Calcium 106
Capacités intellectuelles 36
Cardiofréquencemètre 27-28, 41, 48
Carnitine 107
Cellules musculaires 15, 21
Céréales 14, 106-107
Céréales complètes 12, 102
Chaussures 53, 61 à 64
Check-up 26
Cholestérol 14, 35
Chrome 107
Circulation sanguine 12, 27, 52
Cœur 23, 27-28, 49
Collant 66
Combustion des graisses 11-12, 31 à 33, 52, 75
Combustion instantanée 34
Compétition 24, 69
Concentration 35-36
Condition physique 27, 29-30, 32-33, 40
Contraction 21, 76-77, 80, 106
Cortisol 23, 37, 42
Coton 64
Courbatures 54, 80
Course à jeun 53
Course plantaire 47
Course sur les talons 47
Crampes 45
Créativité 36
Cuisses 44-45, 76
Cuisses, arrière des – 45,55, 57, 88-89, 91-92, 94
Cuisses, devant des – 55
Cuisses, échauffement des – 44 et suiv.
Cuisses, étirement des – 55, 57
Cuisses, renforcement des – 84, 88 et suiv., 91-92, 94

D

Dégradation des lipides 15, 18, 22, 101
Dépenses énergétiques 10, 78
Déroulement du pied 46-47

Diabète 9, 36, 102
Dorsaux 87-88
Douleurs articulaires 54
Douleurs dorsales 94

E

Eau 106 et suiv.
Échauffement 43 et suiv., 80
Effet Yo-Yo 99, 121
Effets (de la course à pied) 30, 33, 35-36
Électrocardiogramme (ECG) 26
Endorphines 36-37
Endurance 25, 29-30, 40, 43, 48, 69
Énergie 22, 24-25, 48
Énergie, dépenses d'– 5, 12, 68, 98
Énergie, production d'– 12, 16-17, 24 à 26, 31
Énergie, réserve d'– 10, 21
Enjambées 46
Enzymes 15, 17, 21-22, 105
Épaules 91
Équipement 62 et suiv.
Espérance de vie 9, 27, 35
Étirements 43 à 45, 54
Exercice 10, 11, 24
Expérience 109

F

Fer 17
Fessiers 56, 84, 87 à 92, 94
Fibres (alimentaires) 100, 105-106
Fibres de réserve 77-78
Fibres musculaires 77, 79
Fibres synthétiques 64
Fièvre 41
Fléchisseurs de la hanche 56

Index

Flocons d'avoine 15-16, 105
Foie 12, 17, 21
Fréquence cardiaque 27, 30, 40, 41, 47
Fréquence cardiaque à l'effort (FCE) 27 à 29, 48, 50
Fréquence cardiaque au repos (FCR) 27, 31
Fréquence cardiaque limite (FCL) 31
Fréquence cardiaque maximale (FCM) 27 à 29, 48, 50
Frottements 65
Fructose 12, 103
Fruits 12, 14-15, 102, 106
Fruits à coque 12, 103 à 105, 107

G

Gènes 18
Glucagon 13
Glucose 12, 21, 25, 103, 107
Glucose sanguin 10, 102
Glycémie 12-13, 23, 36, 100 à 102, 106-107
Glycérine 17
Glycogène 21, 53
Graines 12, 104-105, 107
Graisse 9, 11, 21 à 24, 26, 97, 99
Graisses insaturées 13
Graisses saturées 13

H

Haltères 81
Hanche 44, 76
Hormone de croissance 100
Hormones 11, 13, 18, 36,
Hormones de stress 36, 48, 53
Hormones thyroïdiennes 107
Huiles 14, 104-105
Hydratation 14, 106
Hyperinsulinisme 101

I

Indice de masse corporelle (IMC) 18-19
Indice glycémique (IG) 97, 100, 102-103, 105
Infarctus 9, 14, 16
Insuline 10, 12, 18, 36, 100 à 102, 104
Insuline, résistance – 102
Insulinémie 23, 102
Intensité de l'effort, 21, 23 à 25
Iode 17, 107

J

Joggeurs confirmés 69
Jus de pomme 53

L

Lactacide 26
Lactate 25, 26, 31, 37, 48
Lactate, mesure du taux de – 26
Lactatémie 31, 48
Lait 14-15
Légumes 10, 12, 15, 102-103, 105
Légumineuses 12-13, 15
Limonade 101, 103, 107
Lipides 9, 12, 14-15, 21, 24, 100, 106

M

Magnésium 11, 16, 106-107
Mal de dos 75, 94
Maladies cardiovasculaires 104
Maltose 12, 103, 107
Marathon 21, 24, 69
Marche nordique 32
Marche rapide 32-33, 68
Masse graisseuse 19-20, 61
Masse musculaire 19-20, 22, 75, 77, 79, 81
Mémoire 36

Métabolisme 12-13, 23, 29, 33-34, 42, 49, 52-53, 69, 100 à 102, 107
Métabolisme énergétique 12, 20-21, 23-24
Métabolisme lipidique 9, 16, 18, 24 à 26, 32, 48, 107
Métabolisme protéique 16
Millet 15-16, 107
Minéraux 12, 14 à 16, 100
Mitochondries 21, 23
Mobilisation, exercices de – 43, 45, 54
Mollets 55, 84
Moment (de la journée) 58-59
Motivation 53, 59, 69
Muscles 10 à 12, 19, 21, 24, 53-54, 73 à 78, 80, 83 à 96
Musculation 68, 75, 78, 80-81
Myocarde 74

N

Nerfs 12 à 15
Neurotransmetteurs 36
Noradrénaline 38
Nutriments 9, 12, 14, 36, 104

O

Objectifs 29, 59-60
Œufs 14-15, 107
Oligoéléments 11-12, 15-16, 106
Ostéoporose 75
Oxygène 23 à 26, 29, 35-36
Oxygène, dette d'– 30
Oxygène, excédent d'– 29, 43

P

Pancréas 10, 36, 100
Peau 13, 65, 77
Pectoraux 94
Pensées positives 61

Phosphate 21, 24
Phosphore 16
Pied, type de – 63
Pieds creux 63-64
Pieds normaux 63
Pieds plats 63
Poids normal 9, 18-19
Potassium 13, 106
Poumons 35, 51
Produits laitiers 14, 16, 102-103, 105
Programme brûle-graisses éclair 108 et suiv.
Programmes de course 70 et suiv.
Protéines 12-15, 18, 53, 100, 105, 107

Q
Quadriceps 76

R
Rapport graisse/muscle 20
Rapport taille/hanches (RTH) 19
Recettes 110 et suiv.
Régénération cellulaire 15
Régimes 18, 99
Renforcement musculaire 75, 81
Respiration 35, 48, 51, 83
Runner's high 37

S
Salle de sport 37, 81
Santé 35, 48, 51, 69, 81
Sélénium 17
Sels biliaires 13, 106
Séries 79-80
Sérotonine 36, 49
Seuil anaérobie 25-26, 37
Silicium 17
Sommeil 23
Sorties, durée des 33, 51-52, 63, 68
Sorties, fréquences 51-52, 63
Sous-vêtements 65
Sports d'endurance 10, 35-36, 68, 74
Stress 37, 60
Style de course 46, 60, 63
Substances amincissantes 107
Substances vitales 11-12, 15, 18
Sucre 12 à 14, 18, 21
Surcompensation 78
Surpoids 6 à 9, 18-19, 23, 33, 99
Système cardiovasculaire 12, 35, 51
Système immunitaire 12, 29, 35, 42, 48-49, 53, 105
Système nerveux 16, 77, 79

T
Technique de course 39, 46-47, 49
Tendon d'Achille 47
Tendons 20, 75, 80
Tenue 64
Testostérone 36
Tissu musculaire 17, 20, 75
Trapèzes 95
Travail fractionné 33-34, 69
Travail musculaire 23, 41, 73 à 75, 77, 89
Triglycérides 17, 35
Troubles métaboliques 99

V
Vaisseaux sanguins 17, 107
Viande 12, 14-15, 107
Vieillissement, processus de – 9, 75
Vitamines 12 à 17, 106
Volaille 15, 105

Z
Zinc 17
Zone aérobie 25, 30
Zone anaérobie 25, 30, 48
Zone du cœur sain 29 à 31

Avertissement

Les conseils prodigués et les exercices proposés dans cet ouvrage ont fait l'objet de vérifications minutieuses de la part de l'auteur. Ils s'adressent aux personnes en bonne santé et de constitution normale. En cas de doute quant à l'opportunité de les mettre à exécution, prenez conseil auprès de votre médecin. L'auteur et l'éditeur déclinent toute responsabilité quant aux éventuels désagréments ou dommages qui pourraient résulter de l'utilisation de ce livre.

Crédits photographiques :

Toutes les photos sont de Tom Roch (fitness) et Harry Bischof/Studio l'Éveque (cuisine), à l'exception de a-life (p. 67) ; Avenue Images (p. 22) ; Corbis (p. 1) ; GU-Archiv : Leonard Lenz, (pp. 8 et 32), Andreas Hosch (p. 48) ; Markus Hederer (p. 4) ; Jump (pp. 2, 29, 38, 40 et 98) ; Mauritius (p. 101) ; Stockbyte (première de couverture) ; Stockfood (p. 104).
Illustrations : Terrence Whelan

Traduit de l'allemand par Manuel Boghossian

Conception de la maquette :
independent Medien-Design (Claudia Hautkappe)
Réalisation de l'édition française : Patrick Leleux PAO

Conception et réalisation de la couverture :
Claire Guigal

Le Code de la propriété intellectuelle n'autorisant, aux termes de l'article L 122-5 2e et 3e alinéas, que les copies ou reproductions strictement réservées à l'usage privé du copiste et non destinées à une utilisation collective, et, d'autre part, que les analyses et les courtes citations dans le but d'exemple ou d'illustration, toute représentation ou reproduction intégrale ou partielle, faite sans le consentement de l'auteur ou de ses ayants droit ou ayants cause, est illicite (article L 122-4 du Code de la propriété intellectuelle).
Cette représentation ou reproduction, par quelque procédé que ce soit, constituerait donc une contrefaçon sanctionnée par les articles L 335-2 et suivants du CPI.

Tous droits de reproduction, d'adaptation et de traduction réservés pour tous pays

Pour l'édition originale parue sous le titre
Laufen statt Diät :
© 2003 et 2007, Gräfe und Unzer Verlag GmbH, Munich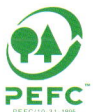

Pour la présente édition :
© 2005, 2007, 2010, 2013,
Éditions Vigot,
23, rue de l'École-de-Médecine,
75006 Paris.
ISBN : 978-2-7114-2218-0
Dépôt légal : janvier 2013

Achevé d'imprimer en France
par l'imprimerie Chirat.
N° 201211.0285